Manuel de guérison
à l'usage des femmes

Sylvie Brunel

Manuel de guérison à l'usage des femmes

Albin Michel

À mes filles,
À mes sœurs, et toutes les femmes de ma famille,
À mes amies, si pleines d'humour et de clairvoyance,
À toutes les femmes qui, malgré les embûches,
le temps qui passe, les amours qui lassent,
ont décidé de savourer le sel de la vie
et la beauté du monde,
Mais aussi à mon fils,
et tous les hommes bienveillants.

Un livre sans ressentiment, sans rancœur, sans colère,
Un manuel de bonheur,
Viatique de survie par temps compliqués !
Le temps, la pandémie, ceux qui nous quittent…
Trop facile d'être triste, de suivre la pente,
De se penser en victime et de s'abandonner à la déréliction.
Refuser l'auto-apitoiement, les lamentations,
Savoir trouver sa voie,
L'harmonie, l'équilibre, la complétude,
Vivre heureux sur la terre.
En Occident, au XXIe siècle,
Jamais les femmes n'ont eu autant de choix,
Jamais, malgré bien des obstacles à vaincre encore,
Elles n'ont été aussi libres,
Jeunes, moins jeunes, et même « d'un certain âge »,
Surtout « d'un certain âge » en réalité !
Soyons fières du chemin parcouru,
Savourons la vie et le monde,
Manuel de guérison.

1.

Recouvrir nos souffrances de poudre d'or

Je suis émerveillée par la résilience des femmes. Toutes portent en elles une force inouïe. Malgré les coups du sort. Qui peut dire qu'elle n'en a jamais connu ? Les pertes, les deuils, les ruptures, les offenses jalonnent nos vies. Ils font partie intégrante de la construction de notre personnalité : le monde n'est pas tendre envers celles que les Chinois désignent comme la « deuxième moitié du ciel ». Tout est dans l'adjectif. Deuxième, ce n'est pas premier. Et le ciel, ce n'est pas la terre. La terre appartient aux hommes. Aux femmes de trouver leur bonheur dans le ciel. Et même de le porter sur leurs épaules. Car l'adage exact dit : « Les femmes portent la moitié du ciel. » Elles portent, les femmes. Elles portent beaucoup : le « peuple femme », selon la formule de l'historienne Yannick Ripa, qui représente plus de la moitié de la population mondiale, a été tellement maltraité par l'histoire !

Pourtant, en Occident, au XXIe siècle, une nouvelle ère s'ouvre à nous. Prendre de l'âge est un privilège. Les décennies accumulées nous exonèrent des devoirs passés. Nous avons vaincu les aléas de la vie. Sauté toutes les haies, les unes après les autres. Enfin, le droit de se retourner sur le chemin parcouru et de se dire : « Tu l'as fait. Tu as réussi. Tu es arrivée là où tu es, et tu n'as pas à rougir de tout ce que tu as su mener à bien. »

Beaucoup de femmes ont une immense aptitude au bonheur. Et elles n'ont jamais eu autant d'opportunités dans l'histoire de l'humanité. En ce nouveau millénaire, elles ont enfin la possibilité d'écrire un nouveau chapitre de leur inscription sur la terre. Non pas *contre* les hommes, et pas forcément *sans* eux, mais dans une indépendance et une égalité qui n'ont jamais eu d'équivalents dans l'histoire récente de l'humanité, et que seules les sociétés les plus avancées peuvent enfin envisager.

Le temps est ainsi venu de la guérison des femmes, délivrées des tyrannies. Parfois insidieuses, comme certaines conjugalités oppressantes et l'assignation aux tâches domestiques auxquelles elles sont renvoyées, même hautement qualifiées. Souvent très pernicieuses, comme toutes ces inégalités socio-économiques qui persistent en dépit des avancées juridiques. Insoutenables aussi, comme toutes les violences auxquelles est exposé le féminin, simplement parce qu'il est féminin.

Comme beaucoup de mes consœurs, mon cœur s'est bardé d'une résille dorée qui me rend désormais invulnérable : nous, les femmes, nous sommes toutes des êtres de kintsugi.

Kintsugi. Connaissez-vous cet art japonais ? Il consiste à réparer un objet en laissant apparaître les anciennes fêlures, que l'on comble de résine pour les réparer avant de les recouvrir de poudre d'or. Minutieusement, fragment après fragment, on peut ainsi reconstituer ce qui a été brisé, mais en laissant visible son intervention. De la résine pour ajuster, de la poudre d'or pour magnifier. Curieusement, l'objet ainsi réparé est infiniment plus beau que l'original. De banal, il est devenu unique. Exactement comme nos cicatrices, nos blessures, si nous avons su les recouvrir de poudre d'or, deviennent partie intégrante de la personne que nous sommes devenues. Toutes les blessures de notre âme, à l'image de ces anciennes brisures patiemment recollées sur le bol japonais, ont le pouvoir de nous rendre uniques, exceptionnelles. Elles nous transforment, nous façonnent, nous exhaussent.

L'art du kintsugi demande beaucoup de savoir-faire, une compétence qui ne s'acquiert qu'à force d'expérimentation et de patience. C'est l'alliance de la solidité de la résine et de la beauté de l'or qui consacre l'objet.

Il en devient beau, précieux. Inimitable. Unique par ses cicatrices, le dessin qu'elles forment.

Parfois, l'artiste laisse un vide : le morceau manquant n'a pas été retrouvé. Une ébréchure volontaire, une rotondité différente, parfois déformée… l'histoire de la perte et de la reconstruction est ainsi pleinement assumée. Le kintsugi magnifie ce qui a été utilisé, brisé, puis patiemment reconstitué. D'un ustensile banal, il fait une œuvre d'art.

Nous sommes toutes des êtres de kintsugi. Couturées de cicatrices, nous portons toutes les traces d'anciennes blessures. Mais nos cicatrices sont autant de fils d'or sur notre personnalité. Loin de nous affaiblir ou de nous dévaloriser, elles nous rendent uniques. Nos souffrances, nous avons dû apprendre à les combler de résine et à les recouvrir de poudre d'or. Il nous faut non seulement les assumer en nous, mais aussi les aimer chez celles et ceux dont nous croisons le chemin. Nous sommes des êtres résistants.

Résistants oui. Aujourd'hui, on utilise souvent le terme de résilience, cette capacité d'un objet qui a été déformé à retrouver son apparence initiale. Mais je pense que ce mot n'est pas approprié : on ne redevient jamais identique à celle, à celui qu'on a été. Les années, les épreuves sont passées par là et ont laissé leurs marques. Nous sommes à jamais cabossées par la vie. Les rides du corps, les bleus de l'âme nous ont à jamais changées. Et pourtant, nous valons infiniment plus que ce que nous avons été. Parce que notre corps et notre âme sont couturés de fils d'or, ils dessinent un paysage unique, qui n'appartient qu'à nous et dresse la géographie de notre vie.

Grâce au kintsugi, les années, le passé cessent d'être un fardeau, les souvenirs ne sont plus des blessures. Ils confèrent simplement à notre existence une densité si essentielle que, pour rien au monde, nous ne voudrions emprunter un chemin différent que celui qui a fait de nous ce que nous sommes aujourd'hui.

Oui, nous, femmes, sommes toutes des êtres de kintsugi.

Nous devons nous libérer de tout ce qui pèse sur nous, dans notre chemin de vie, pour accéder au bonheur, à la liberté, à la complétude, voilà ce que m'ont appris les soixante années que je viens de passer sur cette terre. Être heureuse est notre seul devoir !

2.

Un long chemin de vie

Être heureuse est notre seul devoir. Pourquoi cette injonction ? Il m'a fallu un long chemin de vie pour réaliser à quel point, malgré toutes les avancées vers la reconnaissance de nos droits, acquises au prix de mille combats qui restent bien loin d'être clos, être une femme restait une aventure semée d'embûches. Même quand on croit que tout va bien, surgit inopinément le petit caillou dans la chaussure qui fiche tout en l'air. Un escarpin au talon trop haut, bien sûr, qui vous empêche de courir et vous déforme les pieds… sauf dans les films hollywoodiens, où l'héroïne sprinte toujours sur des échasses.

Femme, où qu'on naisse, c'est compliqué. Même pour celles qui, comme moi, ont eu la chance de vivre dans l'Occident le plus avancé, où nous menons une existence plus libre que partout ailleurs dans le monde, ce privilège ne nous épargne pas autant que nous pourrions le souhaiter les discriminations et les obstacles.

Comme beaucoup, beaucoup, beaucoup de mes consœurs, j'ai eu une vie semée d'embûches. Il m'a fallu surmonter une adolescence révoltée par la mort précoce de mon petit frère, la lente autodestruction d'un couple que je croyais inaltérable, le décès accidentel de ma mère alors que je venais de mettre au monde mon troisième enfant, une séparation douloureuse, les épreuves que traversaient mes enfants en devenant adultes…

Et puis, toutes ces désillusions que nous connaissons toutes, ces déceptions, toujours ressenties comme de petites ou de grandes humiliations, qui sont le lot commun des femmes dans leur parcours de vie. Quand nous cherchons à construire une carrière, terme qui, trop souvent, paraît encore incongru ou déplacé pour une femme, et que nous nous heurtons au plafond de verre, d'autant plus pernicieux qu'il est souvent tacite. Ou quand nous constatons que celui (ou celle) en qui nous avions placé notre confiance nous laisse continuer seule un chemin de vie longtemps partagé. Et que les amours restent trop souvent contingentes, quel que soit l'âge.

Pour une femme, avancer dans la vie est toujours difficile. Nombreuses sont les chausse-trappes ! Après un deuil, une séparation, une crise grave, il nous faut patiemment réassembler les morceaux de notre existence. Nous ne serons plus jamais les mêmes. Le passé semble un autre monde, si différent du présent que nous peinons à imaginer qu'il ait pu exister. Hier est un univers dont nous sommes devenues étrangères. Demain ouvre le champ infini des incertitudes. L'avenir nous paraît jalonné de menaces. Beaucoup d'entre nous doivent tout reconstruire. Et leurs souffrances sont ignorées par la société, voire gaussées.

Il y a dix ans, je publiais un *Manuel de guérilla à l'usage des femmes*. J'y parlais de cette souffrance de celles qui sont délaissées à mi-vie, parce que leur compagnon de jeunesse les a quittées pour une compagne infiniment plus jeune. L'adage dit que les hommes doivent leur carrière à leur première épouse, et leur seconde épouse à leur carrière. Avec son titre agressif, *Manuel de guérilla à l'usage des femmes* évoquait la solitude qui s'abat soudain sur les femmes au mitan de leur vie, quand leurs enfants, élevés avec tant d'amour et de dévouement, quittent le nid, quand leurs parents déclinent et mobilisent leur énergie, quand l'éclat de la jeunesse, avec la beauté qui l'accompagne, se ternit, et qu'elles doivent se résoudre à quitter l'univers confortable de la séduction pour entrer dans un nouveau territoire, inconnu, où elles ont parfois le sentiment cruel de devenir invisibles.

Ce livre a connu un grand succès. Un succès que je n'ai pas forcément aimé : ceux qui ne l'avaient pas lu m'ont dépeinte comme une revancharde, celle qui « règle ses comptes ». Heureusement, nous n'étions pas encore à l'heure de la tyrannie des réseaux sociaux, qui excommunient plus rapidement que l'éclair, sous la foi d'informations trop souvent tronquées.

Mais beaucoup de femmes ont pris le temps de lire attentivement ce livre. Et elles m'ont écrit. J'ai échangé avec elles des courriers amicaux, chaleureux. Drôles parfois, quand elles s'étonnaient, parce que j'évoquais le pull-over à col roulé noir que revêt le quinquagénaire en quête de séduction, qui se met en tête de passer le permis moto et lorgne les amies ados de sa fille : « Mais ce n'est pas possible, vous connaissez mon mari ? »

Beaucoup de ces lettres étaient douloureuses en réalité. J'ai eu le sentiment d'avoir partout des sœurs en infortune. Elles se reconnaissaient dans les déboires que je dépeignais, ressentant comme moi le cruel sentiment de solitude, de délaissement, quand l'être aimé, avec qui on a cru bâtir une vie, s'éloigne pour devenir étranger, la peur immense de vieillir seule, délaissée, tandis que l'autre « refait sa vie » (peut-on vraiment « refaire » une vie ?).

D'autres se montraient moins compréhensives. « Moi, j'ai gardé une taille 36 et mon mari. » Paf, dans les dents. Comme si la recette était aussi facile. Parlez-en à Monica Bellucci. Ou à Sharon Stone. Ou à Jane Fonda.

En matière de couple, les hommes, surtout lorsqu'ils sont puissants, possèdent le pouvoir, même lorsqu'ils sont quelconques, de rejouer indéfiniment *L'Étrange Histoire de Benjamin Button*, ce curieux film où Brad Pitt, né vieux, rajeunit en vieillissant. Les femmes, elles, avanceraient implacablement vers la disgrâce. Même au XXIe siècle, la société ne leur fait pas de cadeau.

Plus qu'un cri du cœur, mon *Manuel de guérilla* se voulait d'abord un témoignage. La description d'un véritable phénomène de société passé sous silence : à mi-vie, des milliers de femmes, « encore jeunes » (horrible expression), « toujours belles pour leur âge » (*idem* : tant de commisération, tant de mépris implicite !), se voient, malgré elles, confrontées à ce terrible défi de devoir reconstruire une existence fondée sur d'autres valeurs que celles auxquelles elles ont cru pendant toute leur jeunesse. J'en ai voulu terriblement à cette société qui orchestrait le bannissement des femmes avec l'âge.

Et puis le temps a passé. Et j'ai compris que je faisais fausse route. L'agressivité, la rancœur, l'acrimonie, ça ne servait qu'à s'autodétruire. Se consumer à petit feu au lieu de se tourner vers l'avenir. En finir avec le ressentiment, c'était se libérer. Oui, j'ai pris conscience d'à quel point cette séparation était finalement une libération.

Pourquoi ? Parce que le désir des hommes maltraite les femmes. Parce que le couple les assigne trop souvent encore à une vie domestique. En prenant de l'âge, beaucoup se retrouvent seules, mais elles ne sont pas pour autant solitaires. Mieux encore : s'affranchir du désir masculin les libère du carcan social qui l'accompagne. L'âge les exonère du devoir de plaire, de la convoitise sexuelle, de l'ambiguïté des rapports de séduction, dans la vie professionnelle et personnelle. En Occident, les femmes qui avancent dans la vie n'ont jamais été aussi libres, aussi accomplies. Cette liberté inespérée, fabuleuse, elles ont la chance d'en bénéficier longtemps, et en bonne santé.

Vivre solo est une grande chance… mais il faut être capable de savourer : s'émanciper du désir de protection et de la dépendance affective est une nécessité pour les femmes d'aujourd'hui, si elles veulent pouvoir accomplir pleinement leur vie. Aimer les hommes sans en attendre trop, vivre entourée d'amour, d'amitié, nouer des liens très forts avec ses proches, avec la nature, avec la beauté du monde. Vivre pleinement sa vie. Pour soi. Pour les autres.

Oui, une séparation précoce vous offre la chance inouïe de pouvoir repartir sur une page blanche, de se réinventer une nouvelle vie. Il m'a fallu attendre d'avoir soixante ans pour prendre conscience de cette formidable liberté. Je n'avais plus de comptes à rendre à personne. Autour de moi, toutes les femmes tenaient les mêmes propos. « Oui, j'en ai bavé… mais je ne me plains pas. Parce que l'existence m'a donné aussi du beau, du merveilleux, que je me suis forgé un univers que j'aime, un monde que j'ai choisi et où je savoure chaque minute que m'offre la vie. »

Franchir le cap de la soixantaine, quand on est femme, c'est entrer dans la période la plus heureuse de la vie. Les épreuves que nous avons traversées nous ont permis de nous trouver. La force du vivant, le chemin parcouru, la beauté de cette Terre qui nous porte, le privilège que nous avons de vivre dans un pays démocratique et en paix… Soyons capables de réaliser nos chances avant de comptabiliser nos malheurs !

Recouvrons nos souffrances de poudre d'or. Kintsugi.

3.

Cet invisible collier de perles empoisonnées

Ma vie, comme toutes les vies humaines, a été couturée d'épreuves et de deuils. Personne n'échappe à ce chemin semé d'embûches. Je ne prétends détenir aucun monopole en la matière. Au contraire, à l'heure où le *sadfishing*, l'art d'exposer ses malheurs pour se rendre sympathique, est devenu une technique de hameçonnage utilisée par tant de personnages en vue, j'ai honte de vous parler de ces coups du sort, surtout lorsque je constate que certaines de mes consœurs subissent bien pire, la mort d'un enfant, une maladie fatale, les coups d'un mari violent, les viols, l'exode, les mutilations… Quelle femme ne porte pas à son cou un collier invisible de perles empoisonnées, ces épreuves qui ont jalonné son existence et la façonnent telle qu'elle est aujourd'hui ? Nous connaissons toutes des trajectoires brisées, des épisodes douloureux.

Mais même quand nous trébuchons, nous savons nous relever. Et c'est cela l'infinie force des femmes. Nous sommes toutes des êtres de kintsugi.

Après quatre ans de maladie, Claude, mon frère, meurt d'un cancer du cerveau. Il n'a que douze ans. De deux ans son aînée, j'assiste d'abord à sa lente détérioration, puis à la souffrance immense de mes parents. Aujourd'hui, sa maladie aurait pu être guérie sans doute, car la lutte contre le cancer infantile a beaucoup progressé, mais, en 1974, il meurt, la tête bandée d'une opération de la dernière chance qui a échoué.

Pour se sortir du puits de douleur qui est en train de les engloutir, mes parents, tous deux professeurs de ce qu'on appelle alors les sciences naturelles, décident d'avoir un autre enfant. Ma mère a quarante ans déjà. C'est tellement courageux de sa part de se lancer dans cette grossesse tardive, dans les années 1970 ! Pendant qu'elle s'arrondit, je travaille l'été comme palefrenière dans un centre équestre, près de Lille. M'occuper de chevaux, même sans les monter, c'est ce qui me rend le plus heureuse.

Pourtant, le directeur m'exploite, me méprise, me maltraite. Je me briserai même les vertèbres quelques mois plus tard parce qu'il m'a obligée à sauter des obstacles avec une jument rétive. J'en garde un mal de dos chronique, et ces lumbagos soudains qui vous transpercent les reins d'un coup de poignard, parce que vous êtes fatiguée et que vous avez fait un faux mouvement.

Une après-midi, mon père déboule tout heureux au centre équestre : ma petite sœur vient de naître. C'est à un jour près l'anniversaire de mon frère, disparu un an plus tôt. Si un garçon était né, mes parents comptaient lui donner le même prénom, erreur classique qui marque la vie de tous ceux qu'on appelle les enfants de remplacement. Né en 1975, le bébé sera prénommé Valérie. Ce prénom, qui signifie à la fois courageux et avoir de la valeur, a connu son heure de gloire dix ans plus tôt. Il a totalement disparu aujourd'hui des registres de naissance.

À l'âge de deux ans, ma petite sœur déclare : « Je m'appelle Claude et je suis morte. C'est dommage, je ne pourrai jamais me connaître. » Nos parents nous lèguent leurs propres souffrances.

Valérie fête à peine ses vingt ans quand notre mère, qui vient d'en avoir soixante, chute à vélo sur la tête, dans une descente. C'est une femme en pleine santé, sportive, d'une jeunesse éclatante, que sa formation de biologiste rend très vigilante aux dangers des pollutions. Après quarante années de mariage menées de façon exemplaire, en tant qu'épouse, mère, professeure, citoyenne engagée dans de multiples actions sociales, elle vient de prendre sa retraite et s'imagine profiter de la vie avec son mari.

Peu de personnes réchappent d'un lourd traumatisme crânien. Après quatre jours de coma à l'hôpital, l'hémorragie a détruit son cerveau, la muant en ce que les médecins qualifient de cadavre chaud. Elle est en si bonne santé que les médecins sont prêts à la dépecer tout entière, pour des transferts d'organes, quand nous en sommes encore à scruter son visage, espérant voir s'ouvrir ses yeux bleus, espérant que son visage va s'éclairer de ce si beau sourire, dont elle nous a appris qu'il ne fallait jamais s'en départir. « Les autres n'ont pas à supporter tes états d'âme. »

Oui, il faut sourire et continuer. Tandis que des machines maintiennent en vie sa grand-mère, que nous ne nous résolvons pas à voir s'en aller, ma fille aînée fête ses sept ans avec ses amies d'école. Ballons, jeux, rires. Sans imaginer qu'elle ne pourrait jamais la remettre elle-même à son premier petit-enfant, ma mère a préparé pour elle une bague ornée d'une perle noire. C'est une tradition venant de sa propre mère, née et grandie en Polynésie : quand elle atteint l'âge de raison, chaque petite fille de la famille se voit offrir le bijou symbolique. Mes tantes, mes sœurs, et moi conservons toujours la précieuse petite bague de nos sept ans.

Nous avons décidé d'attendre que la journée soit révolue pour débrancher le respirateur. Faire coïncider les deux dates est impensable. C'est Florence, ma sœur cadette, médecin, qui effectue le geste fatal. Moment affreux où un ultime réflexe vital provoque un dernier sursaut corporel, comme si tout cela n'avait été qu'une gigantesque erreur, et que ma mère n'attendait que de se réveiller. Comment évaluer la disparition de la conscience ? De l'âme ? À quel moment est-on définitivement et irrémédiablement mort, quand on respire encore ?

La France a été confrontée à pareil dilemme avec ce jeune infirmier victime d'un accident de moto en 2008, à l'âge de trente-deux ans, Vincent Lambert. Le jugeant dans un état de mort cérébrale, les médecins veulent cesser de le maintenir artificiellement en vie. L'épouse y consent, mais pas les parents, qui refusent ce diagnostic. Après une longue guerre judiciaire, Vincent finit par mourir en 2019 à la suite de l'arrêt des traitements.

Trop souvent, j'entends des personnes utiliser cette expression, « mort cérébrale », sans même y prendre garde, pour évoquer n'importe quoi, l'Otan ou l'Europe. Elles n'ont aucune idée de la portée symbolique d'une telle analogie, et des souffrances qu'elles causent à ceux qui savent ce que signifie vraiment le terme. Les jours d'attente autour d'un être qui lentement se détruit, et dont l'étincelle de vie s'amenuise petit à petit, inexorablement, sous vos yeux impuissants.

Autour de moi, mes amies se plaignent souvent de relations compliquées avec leur génitrice, accusée de bien des maux : envahissante, moralisatrice, prescriptrice, vexante, maladroite... Jusqu'au moment où elles passent de l'agacement à l'apitoiement, parce qu'il leur faut désormais veiller sur celle qui décline et a besoin d'aide. Ce nouveau fardeau, qui s'ajoute à leur vie de mère, leur charge domestique, leur travail, leur fait prendre conscience de la fragilité du destin féminin. Les mères de mes amies vieillissent souvent seules. Divorcées, veuves, elles n'ont pas eu la vie facile. Mais entre mères et filles se nouent alors de nouvelles complicités, des retrouvailles, l'occasion enfin de réconciliations touchantes. Si vous avez encore votre mère, bénissez le ciel, même si vous la trouvez... « chiante ». Avancer dans la vie sans que personne ne vous précède et puisse vous montrer le chemin, c'est compliqué. Surtout quand vous divorcez.

Pendant longtemps, atteindre soixante ans, l'âge auquel ma mère était partie, m'a paru un horizon aussi inatteignable qu'effrayant. 2020 me paraissait un autre siècle, un autre monde, un peu comme ces terreurs millénaristes qui ont saisi l'humanité à l'approche de l'année 2000, quand on nous disait qu'un bug informatique allait faire s'arrêter les ordinateurs planétaires et tomber brutalement les avions du ciel.

Le bug, c'est un virus qui s'en est finalement chargé vingt ans plus tard, interrompant le tourbillon de la mondialisation. Il ne faut jamais s'attendre à ce que l'histoire suive une trajectoire rectiligne. Dans la vie de chaque personne comme dans celle du monde, l'imprévu est toujours la règle. Ceux qui croient pouvoir planifier leur existence sont souvent pris au dépourvu par une « disruption », un terme de géologie pour désigner des fractures rocheuses. Par sa brutalité soudaine et imprévisible, la disruption cause toujours une déflagration : accident, maladie, séparation, licenciement, veuvage, déménagement, crise mondiale, guerre, virus, qui peut se croire à l'abri ?

Quand je suis née, en 1960, soixante-cinq ans était l'espérance de vie moyenne en France. Aujourd'hui, elle est de quatre-vingt-cinq ans pour les femmes. Si tout se passe bien, j'atteindrai le milieu du XXIe siècle. Si tout se passe bien : qui sera épargné par cette pandémie venue de Chine ? Les confinements initiés en 2020 ont aggravé l'angoisse. Celle des personnes âgées bien sûr, mais aussi celle des jeunes, empêchés de vivre leur vie. La solitude absolue infligée brutalement à tant de personnes à travers le monde a provoqué nombre de dépressions, de suicides, de maladies mentales. Au nom du principe de précaution et des impératifs de protection des plus fragiles, les gouvernements ont finalement imposé à des adultes en bonne santé ce que vivent au quotidien les personnes âgées : la réclusion, l'isolement, l'absence de contacts humains. Les confinements ont été des drames pour tant de femmes – car ce sont surtout elles qui survivent aux grands âges – ghettoïsées dans les maisons de retraite, cloîtrées dans leurs chambres, interdites de visites, et même parfois d'accès aux soins. Combien de mamies privées de leur famille, dépérissant et mourant solitaires dans leurs prisons payées à prix d'or ? Mais les jeunes femmes ont souffert aussi de ces longs mois de confinement : peur panique de ne pas trouver de compagnon, de travail, de logement, sentiment d'une émancipation impossible... Elles ont vu s'égrener cette « horloge biologique » que la société fait peser sur elles, avec le sentiment d'être piégées dans une nasse.

Vivre le cap fatidique de ses soixante ans en confinement, c'est une curieuse expérience. Pas de grande fête, juste mes trois enfants autour de moi, ce qui fut un merveilleux cadeau, mais aussi l'occasion d'une sérieuse remise en question : quand vous abordez le dernier tiers de votre vie, la question de savoir comment vous allez vieillir et où vous finirez vos jours devient une grande interrogation pour chacune d'entre nous.

Comme ma mère, ma grand-mère, Marie-Louise Morville, celle qui est née et a grandi en Polynésie, aux Gambier, a terminé tragiquement une vie de dévouement. Couturière ayant élevé six enfants, avec un mari longtemps prisonnier de guerre en Allemagne, elle a eu un destin de mère exemplaire et dévouée. Deux de ses enfants sont morts de son vivant, son second fils à trente ans, d'un cancer des poumons, alors qu'il était cuisinier en Floride, et ma mère, de sa chute à bicyclette. Puis son mari s'est éteint pendant la nuit à ses côtés. Elle a commis l'erreur de quitter la grande maison de Douai, où elle avait passé toute sa vie, pour se retrouver seule en appartement, à Vichy, où vivait sa jumelle, restée célibataire, et qui est morte très vite. Je crois sincèrement qu'il ne faut jamais déménager d'un endroit familier, même quand on devient veuve. Au contraire, vivre entourée de ses souvenirs, présence familière et rassurante, maintient le lien avec le passé. Ses filles ont fini par la placer dans une maison de retraite où elle n'a pas dû être très heureuse, mais endurer était devenu une seconde nature pour elle.

Un AVC l'a laissée grabataire, privée de parole, les yeux agrandis d'horreur de se voir condamnée au silence et à l'immobilité. En France, lorsque l'état d'une personne est irréversible, la loi limite le cheminement vers son décès à des soins palliatifs. Ma grand-mère est ainsi morte lentement de faim et de soif dans son lit de souffrance. Théoriquement sédatée certes… mais que savions-nous de sa conscience ? Son cœur vaillant a tenu trois semaines.

Les femmes qui me précédaient finissant aussi tragiquement – ma grand-mère paternelle est partie précocement d'un cancer de l'intestin, dans ma chambre d'enfant, alors que j'avais dix ans –, quel allait être mon destin ? Je venais de passer plus d'une décennie à voyager dans des ONG, comme le faisait, dans des entreprises, celui que j'avais rencontré à dix-huit ans ; je m'étais jetée dans ses bras pour échapper à l'angoisse existentielle qui me tenaillait. Bien qu'ils prétendent sauver le monde, les humanitaires se fuient d'abord eux-mêmes. Comme les explorateurs.

Continuer à courir le monde, maintenant que j'avais mis au monde trois enfants, il n'en était pas question. L'humanitaire me décevait par ses fausses promesses, ses ambiguïtés, ses récupérations. Je ne voulais plus être dupe, ni de moi-même ni de ce faux statut de bon samaritain.

Avant que la pandémie en redonne le goût à des citadins exaspérés par les confinements, j'ai choisi de permettre à mes enfants de grandir à la campagne, dans cette Drôme où mon mari venait d'opter pour une carrière politique qui le transformait en météorite. Tant pis pour la mienne ! Les vraies valeurs, c'était de leur permettre de grandir en sécurité, avec l'assurance que leur mère saurait ne jamais les abandonner. Un choix qui arrangeait bien leur père, dont les absences se multipliaient. Un choix de femme en réalité.

Bien sûr, il fallait souvent se lever à l'aube pour prendre le train, s'épuiser à tout concilier, mais ma famille me semblait heureuse. Résider dans un milieu rural où le terrain ne valait rien me permettait de réaliser mon rêve d'enfant, moi à qui le film *Crin-Blanc* avait inoculé un amour fou des chevaux. Mes enfants grandiraient comme de petits campagnards, entourés d'animaux. Mes collègues hommes pouvaient bien prendre du galon, ricaner quand je bloquais mon mercredi après-midi pour pouvoir rester à la maison, je savais que derrière cette arrogance un peu méprisante, il y avait des épouses qui, comme moi, couraient du cours de judo à la leçon de piano, l'entraînement de foot et la séance de poney, la visite chez le pédiatre, la réunion des parents d'élèves, tout ce temps gratuit et nécessaire que les femmes donnent sans compter. Faites un test autour de vous et demandez à ces hommes qui la ramènent dans quelle classe sont leurs gosses...

Les années ont passé. C'est incroyable comme une vie passe vite. Elle me convenait, malgré un couple qui s'effilochait. Déplacements multiples, livres, cours, conférences, articles, je multipliais les prises de position en faveur d'un progrès durable mis au service de tous, à rebours d'une écologie larmoyante et culpabilisatrice. Ce qui a commencé à déplaire...

Et puis un jour que mon travail m'avait une fois de plus expédiée loin de chez moi, un être, qu'il faut imaginer très malheureux ou très envieux pour commettre pareil crime, a empoisonné mes trois chevaux dorés, trois palominos adorés. Ils sont morts comme foudroyés. Bien sûr, les gendarmes n'ont rien trouvé. Aucun coupable. Affaire classée faute de preuves. Certains ont murmuré dans mon dos que je devais mal les nourrir. Les victimes sont toujours, c'est bien connu, un peu coupables. C'est un processus de décharge personnelle bien documenté : les soupçonner d'avoir commis une quelconque faute qui expliquerait leur infortune, c'est aussi conjurer le mauvais sort. Un accident de la route ? Vous avez forcément commis une erreur. Même si un camion fou a franchi la glissière de sécurité. Un cancer ? Vous avez sans doute trop fumé, bu, ou mangé trop gras. Ou bien votre génétique était pourrie. Ceux qui compatissent autour de vous se croisent les doigts dans le dos : « Pourvu que cela ne m'arrive pas. » Les organisations de lutte contre le cancer le savent bien : on donne par superstition. L'obole protectrice, c'est un acte de nature religieuse.

Qui avait pu commettre pareil crime ? L'histoire de l'humanité est farcie d'actes de vengeance commis au nom de la colère ou de la jalousie. Je parlais beaucoup et j'étais heureuse au milieu de mes chevaux, donc je devais forcément indisposer quelqu'un. Un proverbe chinois dit que les toits qui dépassent attirent la pluie. L'envie est le sentiment le mieux partagé au monde et le plus destructeur, avec la haine. Je plains sincèrement cette personne obligée de s'en prendre à d'innocents herbivores pour se sentir mieux. Elle a atteint son but : la mort impunie de mes chevaux a provoqué en moi une douleur immense, mais indicible, comme la ressentent tous ceux qui perdent une bête familière. Comment avouer qu'on souffre tant de la disparition d'un animal, quand tant d'êtres humains meurent ?

Pourtant, il existe souvent une forme de consolation dans le malheur. Un deuil vous assomme, mais il ouvre d'autres portes. Le crime suscitait une vague de compassion. Les témoignages de sympathie se multipliaient. Chacun d'entre eux me mettait du baume au cœur. Je découvrais des amitiés insoupçonnées. Des personnes que je croyais hautaines, distantes, indifférentes m'adressaient des messages de sollicitude. Mon père, qui m'avait habituée à vivre sa vie de son côté depuis la disparition de ma mère (il faut dire que mes sœurs et moi nous étions repliées chacune sur notre douleur, le laissant bien seul dans ce veuvage précoce, jusqu'à ce qu'il rencontre une âme sœur), me téléphona en trouvant des mots justes et émouvants que je ne lui connaissais pas.

C'est dans les épreuves que nous mesurons combien il existe au cœur de la plupart d'entre nous un profond élan de gentillesse, qui ne demande qu'à s'exprimer. Mais aussi des personnes qui se montrent peu concernées, dont l'indifférence se teinte même d'une certaine *Schadenfreude* (un mot allemand qui veut dire « joie de la souffrance d'autrui ») mal dissimulée… Tout endeuillé dresse ainsi intérieurement une comptabilité, un peu mesquine mais très précise, des signes qui lui sont adressés. Derrière la tristesse, l'esprit guette, plus vigilant et plus sensible que jamais.

Aujourd'hui, une petite jument toute blanche nommée Violette me comble de bonheur. Venue de Camargue, elle descendrait du célèbre Crin-Blanc qui a bouleversé mon enfance. Je suis toute disposée à le croire : nous avons besoin de merveilleux dans nos vies. Je vis avec la disparition de tous ceux que j'ai aimés et qui ne sont plus là comme avec des présences familières, des Parques bienveillantes penchées au-dessus de mes épaules.

La vie continue et nous réserve de si beaux moments…

4.

Les hommes font l'Histoire, les femmes des histoires

L'histoire ne nous a jamais fait de cadeau. Et ce qu'on a retenu de l'histoire, encore moins. Un exemple : l'homme préhistorique avance un gourdin sur l'épaule en traînant la femme par les cheveux. Avouez que vous avez grandi avec cette représentation, les mères attendant peureusement dans leur caverne, bébés à la mamelle, pendant que leurs compagnons en peaux de bête affrontent les mammouths.

Eh bien, c'est faux. Les femmes préhistoriques participaient également à la chasse, elles combattaient aux côtés des hommes pour défendre leur tribu. Mais quand naissent les études de la préhistoire, au XIXe siècle, c'est une vision impensable pour les scientifiques, forcément des hommes, à une époque où les épouses doivent se cantonner à leur foyer.

Pourtant, ce sont, on le sait aujourd'hui, des mains féminines qui jalonnent les sublimes fresques des grottes ornées, comme celle des chevaux ponctués de Pech Merle, dans le Lot. Sur ces cavalcades de l'art pariétal, peintes il y a 27 000 ans, chevaux, bisons et femmes unissent leur course dans une célébration commune de la nature et de la fertilité. Elles ont inspiré l'œuvre de Picasso ou de Matisse. Mais il a fallu que des femmes deviennent préhistoriennes pour que les représentations changent et que l'on puisse enfin identifier l'empreinte d'artistes féminines. Écrite par les hommes pour les hommes, l'histoire du monde est celle de « l'invisibilité des femmes », résume l'historienne Marylène Patou-Mathis. Elle est jalonnée de femmes brillantes et oubliées. De femmes qui ont disparu sans laisser d'écrits.

Parce qu'elles ont été tellement maltraitées par l'histoire, j'ai essayé dans ce livre de privilégier systématiquement le regard féminin, que les Anglo-Saxons désignent sous le terme de *female gaze*, par opposition au *male gaze* qui a toujours prévalu (et nous vaut, par exemple, des musées envahis de femmes nues...). C'est un parti pris que je revendique, non pas par « misandrie », un autre terme qui a récemment fait son apparition pour désigner l'inverse de misogynie, mais parce que j'avais envie de rendre hommage à ces écritures féminines qui, de tout temps, ont eu tellement de mal à être entendues. Et reconnues. Laissons enfin les femmes s'emparer de leur histoire ! Beaucoup d'auteures sont ainsi citées dans ce livre, pas toutes hélas, et que celles qui estiment que leur nom devrait figurer dans les références bibliographiques me pardonnent. Et me contactent : le foisonnement actuel des voix de femmes, qui s'emparent de tous les sujets pour donner leur vision, est si revigorant ! Et il y aura, je l'espère, des éditions ultérieures de ce *Manuel* où je pourrai rectifier mes erreurs.

Naître femme, ou choisir de le devenir, c'est tomber du mauvais côté de l'humanité. Le comble est que c'est précisément la valeur des femmes qui leur a valu ce funeste destin : si la domination masculine a conduit le monde, c'est que leur capacité de procréation en faisait des biens à contrôler. Le patriarcat repose sur le contrôle et l'appropriation de la capacité reproductive des femmes. Non seulement elles mettent les enfants au monde, mais elles donnent naissance aux fils appelés à devenir des hommes. L'anthropologue Françoise Héritier a écrit une œuvre magnifique sur ce sujet[1]. Le masculin naît du féminin. C'est l'aptitude spécifique des femmes à enfanter qui les a transformées en denrées à s'approprier et à enfermer, pour s'assurer l'exclusivité de leur descendance. Et même à mutiler, pour garantir leur fidélité.

---

1. Pour faciliter la lecture, une bibliographie indiquant les œuvres des auteurs cités figure en fin d'ouvrage.

Les dons et les échanges de femmes considérées comme des marchandises ont marqué l'histoire de l'humanité, comme le montrent les tractations royales mises en littérature par Chantal Thomas dans *L'Échange des princesses*. Dans les cours d'Europe, seul l'intérêt des alliances dictait les appariements de jeunes filles impubères. Et même de bébés, puisque l'infante Anna Maria Victoria n'avait que quatre ans quand elle fut donnée comme épouse à Louis XV, en 1722 !

La méconnaissance de cette vérité fondamentale, l'appropriation des femmes comme fondement de la domination masculine, nous a valu bien des méprises. Ce sont ainsi les marins occidentaux arrivant dans les sociétés polynésiennes et s'émerveillant de la disponibilité sexuelle des vahinés, là où il s'agissait en réalité de stratégies visant à se concilier les bonnes grâces des envahisseurs en leur offrant des compagnes. Il a fallu des rois bienveillants (et christianisés), tels Pomaré à Tahiti ou Kamehameha à Hawaï, pour abolir le *Tapu* (tabou), qui punissait de mort les femmes, considérées comme des êtres inférieurs, impurs, si elles enfreignaient la ségrégation stricte dont elles étaient victimes. Nous sommes bien loin du paradis de bons sauvages décrits par Bougainville dans son *Voyage autour du monde* de 1771 ! Ou de la Maison du Jouir de Gauguin, qui, comme beaucoup d'Occidentaux, projetait ses fantasmes sur la femme exotique.

Objets de convoitise et de puissance, matrices, marchandises, les jeunes femmes ont payé très cher la fascination qu'elles ont toujours exercée sur les hommes, et la dépendance physiologique de ces derniers à leur égard, puisque même le plus terrible tyran a vu le jour entre les jambes d'une femme. Leur capacité de procréation leur a valu la sujétion. Et la disparition de cette aptitude, la répulsion. C'est ainsi que, de Goya à Hollywood, la femme vieillie est généralement représentée sous un jour peu favorable, voire effrayant.

Celles qui ont la chance de voir le jour dans les pays qui ont beaucoup avancé sur l'égalité des sexes, comme les démocraties occidentales, peuvent constater combien d'entraves persistent. Les trois principes républicains dont s'honore la France, liberté, égalité, fraternité, s'appliquent surtout aux hommes : plafond de verre, discriminations subtiles ou revendiquées, structures où la mixité reste saugrenue, la domination masculine reste une réalité. Nous avons progressé, mais il y a encore beaucoup à faire. Fraternité n'est pas sororité.

Alors que dire pour toutes celles qui vivent là où est institutionnalisée leur infériorité supposée ? Naître femme au Pakistan, au Bangladesh, en Afghanistan, au Yémen reste une malédiction. Au Mali, au Tchad, et dans bien des pays africains, y compris en Égypte, les mutilations sexuelles continuent, malgré l'interdiction officielle : excision presque systématique, voire infibulation, comme au Soudan du Sud. Au Bénin, l'adage dit que, quand une petite fille a ses règles, c'est le moment pour elle de passer de la maison de son père à celle de son mari. Combien de gamines mariées à peine pubères, à des hommes beaucoup plus âgés qu'elles ! Selon le Fonds des Nations unies pour la population, la moitié des femmes vivant en couple dans le monde ne peuvent décider librement de leurs contraceptifs, de leurs relations sexuelles, des soins de santé qu'elles reçoivent. Dans cinquante-sept pays, elles n'ont ainsi aucune autonomie corporelle. Les grossesses précoces provoquent des taux de mortalité infantile et maternelle records, ainsi qu'un certain nombre de désastres gynécologiques, telles les fistules, qui restent largement passées sous silence. Toujours en Afrique, le droit coutumier prive généralement les femmes de la possibilité de posséder des terres. Or plus de la moitié des paysans sont des paysannes, qui doivent nourrir leur famille, souvent monoparentale. Ou au contraire, polygame ! Dans les deux cas, la paysanne est une bête de somme.

Alors qu'à Boukhara, en Ouzbékistan, on célèbre la mémoire du sultan timouride Ulugh Beg (1394-1449), petit-fils de Tamerlan, un des plus grands savants que le monde ait portés, mathématicien, astronome, mais aussi féministe avant l'heure, qui exigeait que les femmes aient un accès au savoir égal à celui des hommes, tous les pays ayant fait de l'islam une religion d'État consacrent aujourd'hui l'infériorité statutaire des femmes. Leur témoignage en justice vaut la moitié de celui d'un homme, et leur héritage est divisé par deux par rapport à celui de leur frère. Elles restent des mineures placées sous la tutelle des hommes. Quel courage doivent avoir les militantes féministes en de tels pays, telles Alaa Salah, icône de la révolution soudanaise, 24 ans, la Libanaise Malak Alawiye, 42 ans, ou la Tunisienne Bochra Belhaj Hmida, 66 ans... Combien sont jetées en prison juste pour avoir demandé plus de liberté et d'égalité, comme la militante soudanaise Waad Bahjat, ou la Saoudienne Loujain al-Hathloul, ancienne élève de la Sorbonne d'Abou Dhabi où j'enseigne, et condamnée à cinq ans de détention pour avoir offensé le régime en conduisant une voiture ! Aujourd'hui, Loujain a été libérée, et les femmes ont enfin le droit de conduire en Arabie saoudite. Mais les discriminations persistent. Pire, les droits des femmes reculent dans une grande partie du monde musulman, car les combats féministes sont vus comme des chevaux de Troie occidentaux : dans l'Algérie du Hirak, les fondamentalistes utilisent des mouvements féminins conservateurs pour enjoindre aux militantes de cesser leurs revendications « indécentes », comme vouloir se dévoiler, alors que l'urgence serait d'abord de faire tomber le régime. Taslima Nasreen, gynécologue de formation et auteure d'une remarquable œuvre littéraire, qui a reçu le prix Simone de Beauvoir en 2008, n'a toujours pas le droit de rentrer dans son pays, le Bangladesh, pour y avoir dénoncé l'obscurantisme religieux à l'égard des femmes.

Partout, les féminicides liées à des questions de code d'honneur et de virginité explosent. Trois cents meurtres conjugaux chaque année en Turquie, dont le gouvernement Erdogan, nationaliste et conservateur, vient de dénoncer la Convention d'Istanbul sur les droits des femmes. Après avoir été pourtant le premier pays à la ratifier en 2011… Sacrée régression : les Ottomanes avaient eu accès à l'éducation et au droit de vote en 1934, dix ans avant les Françaises !

En Chine, où les femmes sont censées être la moitié du ciel, le régime communiste avait tenté d'instaurer une égalité toute prolétarienne, ce qui n'a jamais empêché, tout comme en Inde, les avortements sélectifs, l'abandon des petites filles à la naissance, voire leur élimination, aggravée longtemps par la politique de l'enfant unique (1979-2015), qui ne laissait aucun droit à « l'erreur » : des femmes pouvaient se faire sauvagement avorter au neuvième mois de grossesse. Il naît ainsi dans les deux plus grands pays du monde plus de 110 garçons pour 100 filles, ce qui leur vaut chacun plus de 30 millions de « branches nues », des hommes qui, mathématiquement, ne peuvent pas trouver d'épouse, simplement parce qu'il n'y en a pas ! Des millions de petites filles manquantes, dans des pays où mettre au monde un bébé de sexe féminin, c'est, dit-on, arroser le jardin du voisin : à son mariage, elle partira dans la famille de son époux et s'occupera de ses beaux-parents, délaissant les siens. En Inde, si la dot n'est pas payée, ou si la jeune femme manifeste des désirs d'émancipation, son sari prend feu. Ou on l'arrose d'acide. Au mieux, elle est répudiée. Et la Chine en voie de vieillissement essaie aujourd'hui de faire machine arrière et de convaincre les femmes d'avoir plus de bébés, pour combattre le déclin démographique. Peine perdue : dans une société restée patriarcale, et où mettre un enfant au monde coûte une fortune, les Chinoises ont compris. Des millions de femmes surdiplômées et aisées ne veulent pas se marier ! La journaliste américaine Roseann Lake a consacré un livre à celles que les Chinois désignent comme les *sheng nu*, « celles qui restent », terme qui laisse entendre que personne n'aurait voulu d'elles. C'est faux : partout dans le monde, de plus en plus de jeunes femmes diplômées préfèrent rester célibataires et sans enfant, plutôt que de se retrouver sous la coupe d'un homme.

Dès qu'il s'agit d'argent et de patrimoine, les femmes sont lésées. Leur travail est trop souvent soldé. Croire que nos démocraties occidentales ont résolu cette inégalité fondamentale est un leurre. Dans *Le Genre du capital,* deux sociologues, Céline Bessière et Sibylle Gollac, montrent que certains moments cruciaux de la vie d'une femme, les ruptures, les séparations, les divorces, les décès reproduisent systématiquement les inégalités patrimoniales, au détriment des mères, des sœurs, des filles. Comme si la société avait intégré l'infériorité supposée des femmes, le fait que leur temps de travail en cas de séparation ne soit jamais pris en compte, ou même que leurs besoins soient inférieurs à ceux des hommes.

Quand elles occupent des positions de pouvoir, elles doivent se montrer infiniment meilleures que les hommes pour ne pas être soupçonnées d'illégitimité. Et si les décisions qu'elles prennent gênent, si leur place est convoitée, discréditer leur travail en les qualifiant d'autoritaires ou d'incompétentes permet de justifier leur éviction. Ce procédé d'étranglement insidieux, combien de cheffes d'entreprise, de responsables politiques l'ont vécu ! « Elles ne savent pas déléguer », ajoute-t-on généralement pour parfaire l'exécution. Et si elles protestent, résistent, les voici aussitôt qualifiées d'emmerdeuses, de capricieuses. Toujours cette suspicion d'hystérie, qui colle aux femmes dès qu'elles se rebellent. Les hommes sont ambitieux, les femmes carriéristes. Les hommes font l'Histoire, les femmes, des histoires.

Et elles sont aussi bénévoles ! Comme épouse, comme ménagère, comme militante. Partout dans le monde, les femmes jouent désormais un rôle de premier plan dans les organismes caritatifs, elles sont plus à même d'entrer dans les foyers, d'aider les mères et leurs enfants, de s'occuper de la santé sexuelle et reproductive. Mais les emplois qu'elles occupent sont peu reconnus, comme s'il relevait de la nature féminine de prendre soin des autres sans compter ses heures de travail (encore plus si elle est immigrée). Au centre du *care*, du soin, dont elles occupent la quasi-totalité des emplois, elles sont bafouées, sous-payées, déconsidérées, invisibilisées. Voire maltraitées par des employeurs qui considèrent que leur corps leur appartient au même titre que leur force de travail : dans les journaux du golfe Persique, combien d'histoires d'employées de maison philippines battues, violées, cadenassées au domicile de ceux qui leur ont confisqué leur passeport pour mieux les aliéner !

Le mouvement MeToo l'a montré : même au sein des associations caritatives ou des syndicats, censés défendre les droits des travailleurs dans une logique égalitariste, le sexisme ordinaire sévit. L'ONU doit régulièrement faire le ménage au sein de ses missions humanitaires, car certains personnels, comme des Casques bleus au Liberia, en Haïti ou en Centrafrique, ou des employés de l'Organisation mondiale de la santé en RDC, pour ne citer que des scandales récents, sont prompts à conditionner l'aide alimentaire, les emplois, les traitements, à des faveurs sexuelles.

L'histoire est forgée du travail quotidien et anonyme de celles qui disparaissent sans laisser de traces. Dans *La Terre des femmes*, l'Espagnole Maria Sanchez, première de sa famille à devenir vétérinaire, le métier de son père, évoque cette nécessité de donner une voix à ses aïeules oubliées, cette longue lignée paysanne de femmes dures au travail et à la peine. C'est la société industrielle qui va les sortir des campagnes, où les sociabilités familiales s'organisent autour du pouvoir des anciens. Le capitalisme, comme le communisme, convoite leur force de travail hors du foyer. La montée de l'emploi salarié et l'avènement des régimes démocratiques, qui consacre l'égalité des êtres humains, ont fait changer de statut les femmes. En tout cas dans les sociétés développées : ailleurs, l'infériorité juridique et l'asservissement domestique restent la règle.

Les femmes ont mis des millénaires à accéder d'abord à l'éducation, qui leur a ouvert la possibilité d'exercer un métier qualifié, puis au droit de le faire sans la tutelle de leur mari, enfin à l'autonomie, qui leur permet aujourd'hui de choisir – ou non – un compagnon selon leur désir, et de pouvoir construire leur vie en toute autonomie. Tout paraît donc en place pour que puisse s'épanouir pleinement la moitié féminine de l'humanité.

En pratique, la réalité est bien différente.

5.

Le fouet et le harem

Pendant très longtemps, les femmes n'ont pas eu d'existence en dehors du mariage et de la maternité. Toutes les unions étaient arrangées et les mariages dits « de raison ». Conquérir leur indépendance a été si long, si difficile… Comme elles étaient élevées pour se marier et faire des enfants, il n'était pas jugé nécessaire de les éduquer à autre chose que devenir de bonnes épouses. Seules celles qui avaient la chance d'appartenir à la haute société pouvaient s'instruire, bénéficier de précepteurs, confier leurs enfants à des nourrices, et cultiver leur esprit.

Considérée comme l'initiatrice de la philosophie féministe, Mary Astell, née en 1666, revendique une éducation égalitaire et le droit pour les femmes au libre choix de leur époux… ou de leur célibat. « Si tous les hommes naissent libres, comment se fait-il que toutes les femmes naissent esclaves ? » écrit-elle. Née un siècle plus tard, Mary Wollstonecraft publie à vingt-huit ans, en 1787, ses pensées sur l'éducation des filles. Elle déplore la pauvreté de l'instruction qu'elles reçoivent et milite pour la reconnaissance de leurs droits politiques.

Mary Astell meurt d'un cancer du sein, et Mary Wollstonecraft, des suites d'un accouchement, à trente-huit ans (sa fille est Mary Shelley, la créatrice de Frankenstein) : à cette époque, une grossesse est une épreuve dont la mère, comme l'enfant, ne réchappe pas toujours. Un bébé sur deux meurt à la naissance. La marquise du Châtelet, qui s'était attelée à la traduction en français des *Principes mathématiques* de Newton, meurt en couches. Ils ne paraîtront qu'en 1759, dix ans après sa mort. C'est Voltaire que l'histoire retiendra comme le découvreur du génial physicien anglais : le mot précurseur n'existe pas au féminin. Qu'il s'agisse des arts ou des sciences, peu d'œuvres féminines ont résisté à une histoire écrite par des hommes.

Pays dit des Lumières, la France n'a généralisé l'accès des femmes à l'éducation qu'à la fin du XIXe siècle. Mon arrière-grand-mère paternelle, Marie-Thérèse Sudre, fut ainsi l'une des toutes premières institutrices à rejoindre ces hussards noirs de la République, qui forment, à partir des lois Jules Ferry de 1881-1882, les bataillons de l'instruction gratuite et laïque pour tous. L'école primaire de Murviel-lès-Montpellier, village natal de mon père, porte son nom.

Il a fallu un siècle de plus pour que les Nations unies lancent, en 1990, la bataille de l'instruction pour toutes. Et il reste encore des millions de femmes analphabètes dans les campagnes du monde, où beaucoup de petites filles ne vont pas à l'école, car on les trouve plus utiles aux champs et à la maison. Et quand elles y vont, leur scolarité s'interrompt souvent précocement, pour cause de mariage. En 2020, la pandémie a aggravé cette déscolarisation pour des millions d'écolières, privées d'école à cause des confinements, et que leurs familles ont mariées précocement pour les caser. Les unions arrangées continuent aujourd'hui d'être la norme dans les sociétés traditionnelles, où la femme est restée un bien marchand. La polygamie et le système de la dot permettent à des hommes âgés, riches et puissants, d'accaparer de très jeunes épouses, au détriment des garçons de leur âge. Et la tentation revient dans bien des pays de les réassigner à la fonction domestique. Partout dans le monde sauf en Occident, et les travaux de la sociologue Eva Illouz le montrent bien, le mariage reste une institution sociale qui dépossède légalement la femme de ses droits pour la placer sous l'autorité toute-puissante de son mari.

C'est donc dans cet Occident où la démocratie et les droits humains ont été, dès la fin du XVIIe siècle, l'objet de mouvements philosophiques et de combats politiques, que la cause des femmes a pu être entendue.

La première Déclaration des droits de la femme et de la citoyenne date de 1791, en de sinistres circonstances : « La femme a le droit de monter sur l'échafaud, elle doit avoir également celui de monter à la tribune », proclame Olympe de Gouges, qui défendait aussi le droit au divorce et dénonçait l'esclavage des Noirs. Elle aura le triste privilège d'être la seconde femme guillotinée de la Révolution française, en 1793, après Marie-Antoinette. Il faudra un siècle et demi pour entendre Olympe de Gouges. Et encore ! Aux États-Unis, où les droits des Noirs restent régulièrement bafoués, une proposition de loi censée intégrer l'égalité entre les sexes à la Constitution américaine, l'*Equal Rights Amendment*, ne parvient toujours pas à être votée...

Beaucoup de livres remarquables ont été consacrés aux combats des femmes pour leur reconnaissance en tant que sujets de droit égaux des hommes. Je vais donc les résumer très brièvement, en priant les spécialistes de bien vouloir m'excuser de ces raccourcis. On peut identifier trois grandes périodes : d'abord, dans la première moitié du XXe siècle, l'accession à la citoyenneté, avec l'acquisition du droit de vote ; puis, dans la seconde moitié du XXe siècle, la maîtrise de leur corps, avec le droit à la contraception et à l'avortement ; enfin, depuis le début du XXIe siècle, la lutte pour une égalité réelle, y compris dans la sphère professionnelle et domestique, contre la persistance des mentalités et des représentations d'hier.

Les combats politiques ont pris un temps fou. La femme est restée longtemps un être mineur, comme l'enfant, placée sous la tutelle du *bonus pater familias.* L'avènement du romantisme au XIXe siècle a beau faire émerger le concept de mariage d'amour, la femme ne vote pas, ne travaille pas et ne possède pas de compte bancaire sans l'autorisation de son mari. Elle doit être mariée pour accéder à la respectabilité. Quand Manet peint des femmes nues sur l'herbe au milieu d'hommes habillés, en 1863, il nous renvoie à cette période où les hommes mariés fréquentent les maisons closes et entretiennent leurs « grisettes », tandis que l'épouse reste à la maison. Le code Napoléon (1804), fondement du Code civil français, vise à protéger la stabilité des familles en institutionnalisant l'enfermement des femmes, placées sous la protection de leur mari, soumises à son autorité et lui devant obéissance. Leur seule fonction était d'être de bonnes maîtresses de maison, de bonnes mères. D'enfants légitimes bien sûr, puisque *pater est quem nuptiae demonstrant* (le père est celui que les noces indiquent) : tout enfant d'une femme mariée a forcément pour père le mari et est placé sous l'autorité absolue de ce dernier. Les enfants adultérins n'ont aucun droit.

Saignée par les guerres et la baisse très forte de la

natalité, qui part des milieux aristocratiques français au XVIIe siècle pour se propager au reste de la population, la France est devenue furieusement nataliste. Faire des bébés, c'est un devoir patriotique. À l'inverse, une femme sans enfant est perçue comme incomplète, sans cœur. Donc les épouses ne travaillent pas, se cantonnent à leur foyer et procréent. Pour protéger l'institution sacrée de la famille, le code Napoléon interdit aux hommes de divorcer d'une épouse âgée de plus de quarante-cinq ans. Sauf en cas d'adultère... de la femme évidemment, les maris bénéficiant en la matière d'une grande tolérance, à condition toutefois qu'ils n'installent pas leur concubine sous le toit familial. On a des principes quand même.

Vouloir vivre sa passion au lieu de se marier et d'enfanter reste un choix coûteux et difficile. Le nombre d'écrivaines, de peintres, de philosophes que la postérité a maltraitées ! Sculptrice aussi douée et brillante que son amant Rodin, Camille Claudel termine ses jours à l'asile, alors que son frère Paul mène une carrière éblouissante. George Sand prend habit et nom masculins pour écrire, et fait scandale en revendiquant sa liberté sexuelle. Colette accepte d'abord d'être le nègre littéraire de son mari, avant de prendre son envol et d'écrire sous son nom, mais elle aussi paie sa liberté d'une réputation sulfureuse.

Aujourd'hui, les femmes ont un accès à l'éducation égal à celui des hommes et choisissent librement leur partenaire. Les questions de patrimoine et de lignée qui présidaient aux alliances matrimoniales ont disparu (sauf dans les milieux aristocratiques et ceux des nouvelles élites de l'argent, où l'on continue à pratiquer l'entre-soi). L'union de deux êtres est devenue une affaire privée, dictée par l'attirance, le désir, le fameux coup de foudre. Nous marions-nous vraiment « par amour » ? Les études sociologiques montrent que les appariements se font en réalité dans le même milieu socio-économique : sans que nous en soyons conscients, nous continuons très largement à pratiquer l'endogamie, choisissant spontanément un partenaire qui appartient au même monde que le nôtre.

Pour les femmes, une nouvelle ère s'est ouverte. Comme le montre Belinda Cannone dans *Le Nouveau Nom de l'amour*, la vision hiérarchisée et discriminante de femmes réduites à la sphère familiale a été progressivement détricotée par nos sociétés démocratiques et déchristianisées, qui reconnaissent désormais leur droit à exister en dehors du mariage. La nature même du mariage a changé puisqu'il peut désormais consacrer l'union entre deux personnes de même sexe. Il a fallu beaucoup de temps pour atomiser cette institution sacro-sainte et indissoluble, placée sous le contrôle d'une Église toute-puissante qui rendait impossible le divorce (sauf quand le mariage, considéré comme invalide, pouvait être annulé). Aujourd'hui en France, le nombre des unions libres dépasse celui des mariages, selon l'INSEE : en 1970, près de 400 000 mariages, et avec une moyenne d'âge inférieure à 23 ans pour les femmes ; en 2019, moins de 227 000 mariages, dont 6 000 entre personnes du même sexe, avec une moyenne d'âge de 36 ans pour les femmes, 39 pour les hommes (qui intègre des mariages tardifs de plus en plus nombreux). Mais aussi 160 000 pacs, et surtout 550 000 « unions libres », des couples qui se forment sans officialiser leur relation. Napoléon, dont on commémore le bicentenaire, se retournerait dans sa tombe : un quart des couples français vit en union libre ! En 1960, année de ma naissance, il y en avait moins de deux sur cent. Les partenaires y sont généralement moins diplômés, et leur différence d'âge plus importante : dix ans.

Et tous ces couples se séparent beaucoup : 400 000 ruptures chaque année, dont 120 000 divorces. Le désamour signant aujourd'hui la fin du mariage d'amour, les unions se font et se défont ainsi au gré des envies, engendrant des enfants ballottés et angoissés qui ont beaucoup de mal à trouver leurs repères. Et leur repaire, car la garde alternée, choisie souvent par commodité ou pour éviter (aux hommes) de payer la pension alimentaire, en fait de pauvres petits nomades obligés de mûrir avant l'heure, véritables migrants des nouvelles conjugalités. 380 000 enfants subissent chaque année la rupture de leurs parents.

Après avoir dynamité la conjugalité, c'est la maternité que la société s'est chargée d'affranchir de son cadre marital : près de la moitié des enfants naissent hors mariage. Les termes insultants de « fille-mère » et de « bâtard » ont disparu du vocabulaire. Et l'enfant qu'on n'appelle plus « naturel » a les mêmes droits, notamment en termes d'héritage, que la progéniture dite « légitime ». D'où, grâce aux progrès de la génétique, quelques combats juridiques, largement médiatisés, d'enfants assignant en reconnaissance de paternité des hommes riches et célèbres niant la descendance issue de leurs infidélités…

Voter, travailler à l'extérieur, disposer librement de son corps… nos grands-mères et nos mères ont fait le boulot pour nous, obtenant au prix de luttes éreintantes des acquis qui nous paraissent aujourd'hui évidents, mais qui sont en réalité très récents. En France, les femmes n'ont le droit de vote que depuis 1944, un demi-siècle après les Néo-Zélandaises, en 1893, les Finlandaises, en 1906. Plus de cinquante pays l'ont précédée. Mais cent seront plus tardifs encore : la Suisse attendra 1971 (et même 1991 pour certains cantons), la Centrafrique, 1986, le Koweït, 2005, l'Arabie saoudite, 2015. Notre droit d'exercer librement un travail sans l'autorisation maritale ne nous a été accordé qu'en 1965. Nous devons une fière chandelle à Valéry Giscard d'Estaing, ce président certes séducteur et volage, mais aussi suffisamment « amoureux de 17 millions de Françaises », comme il le déclare dans ses mémoires, pour avoir changé radicalement leur vie : en abaissant l'âge de la majorité de 21 à 18 ans, en leur accordant la pleine liberté de contraception, avec le remboursement de la pilule, le droit à l'avortement, le divorce par consentement mutuel, et la dépénalisation de l'adultère féminin. En 1975 seulement !

J'avais quinze ans et je ne réalisais pas, alors, dans quel monde je vivais, moi dont les parents exerçaient la même profession et avaient construit un couple qui me semblait parfaitement égalitaire. C'est aussi sous le septennat de Giscard que le viol a été enfin criminalisé. En 1980 ! Mais il reste l'objet d'une grande tolérance de la part de la justice : l'ancienne secrétaire d'État chargée de l'égalité hommes-femmes, Marlène Schiappa, constatait que 1 % seulement des violeurs étaient condamnés. Dans de nombreux pays, le viol entre conjoints n'existe pas. Quant à l'avortement, il est toujours interdit, ou drastiquement restreint, dans une grande partie du monde, où les droits des femmes régressent avec l'arrivée au pouvoir de majorités conservatrices. Les femmes polonaises tentent de faire abroger une loi qui l'interdit même en cas de viol ou de malformation du fœtus. Partout, des raids de représailles, souvent meurtriers, sont menés contre les cliniques qui pratiquent des interruptions volontaires de grossesse. Disposer librement de son corps, la revendication du Mouvement de libération des femmes lors de sa création en 1970, reste une incongruité dans bien des pays.

En France, c'est aussi en 1970 que disparaît enfin la « puissance paternelle » du code Napoléon. Et il faut attendre 1993 pour voir reconnaître l'autorité parentale conjointe. La jeune mère féministe que j'étais barrait rageusement la question concernant l'identité du « chef de famille » sur les fiches scolaires de ses enfants. En 2008 seulement, la loi instaure enfin la parité politique, proclamant un « égal accès aux mandats électoraux et fonctions électives, ainsi qu'aux responsabilités professionnelles et sociales » des femmes et des hommes.

L'égalité semble désormais acquise. Sur le papier. La réalité est bien différente : les femmes continuent d'être sous-représentées aux postes de responsabilité et dans tous les lieux de pouvoir. Le combat ne doit pas être relâché. Dans nombre d'entreprises et de partis politiques, les femmes sont certes présentes, mais surtout à ces postes subalternes. Elles hésitent souvent à s'imposer, car beaucoup d'entre elles souffrent de ce « complexe d'imposture » identifié dès 1978 par deux psychologues américaines, Pauline Rose Clance et Suzanne Imes, qui pousse les femmes à douter d'elles-mêmes, à penser que leur réussite est d'abord le résultat de la chance et d'un travail acharné, mais pas de leur valeur propre. Des scrupules dont leurs collègues masculins, éduqués différemment, s'embarrassent peu…

À chacune de ces étapes, les femmes qui se sont battues pour faire avancer leurs droits, des suffragettes du XIXe aux militantes de MeToo aujourd'hui, ont été disqualifiées, moquées, méprisées, comme si leurs revendications étaient exagérées et leurs attitudes excessives. Le mot « féminisme » reste connoté négativement, comme beaucoup de mots en « isme » (séparatisme, islamisme, sexisme…), qui nous renvoient toujours à des idéologies. Être féministe pourtant est une évidence, une nécessité, et même une simple hygiène de vie. À moins de se résoudre sans combattre à vivre du mauvais côté de l'histoire.

Pourtant, les combats féministes restent discrédités, y compris par les femmes elles-mêmes. Certaines sont malheureusement atteintes du syndrome de Stockholm et se désolidarisent de leurs consœurs, voire manifestent une certaine misogynie féminine, qui les rend hostiles à la dénonciation du patriarcat, et même à l'accession des femmes à des postes de pouvoir, comme si une telle ambition demeurait illégitime. Parmi celles qui ont franchi le plafond de verre, demeure parfois une certaine réticence à favoriser des consœurs, à l'image de ces migrants intégrés qui n'aiment pas qu'on ouvre trop grand les portes à l'immigration, de peur de voir remettre en cause leur intégration. Comme si leur conviction secrète était d'avoir bénéficié d'une chance ou d'une opportunité exceptionnelle, qu'une généralisation pourrait remettre en question. On ne change pas d'un coup de baguette magique, même législatif, des millénaires de domination, de représentations et de mentalités ! La cruauté de certaines femmes à l'égard des autres femmes nous renvoie à Colette, qui, tout en pratiquant pour elle-même un féminisme quotidien, dans sa liberté de ton, de comportement, de tenue, jugeait que les suffragettes, qui combattaient pour accéder au droit de vote, « ne méritaient que le fouet et le harem ». Version persane : « le foulard ou la raclée », nous dit l'écrivaine iranienne Chahdortt Djavann.

Il reste donc beaucoup à faire. Un grand nombre d'organisations sont apparues pour combattre les discriminations qui persistent, dans les jouets, toujours genrés, l'exercice du pouvoir, la publicité, le cinéma…

Mais cette atomisation s'est aussi accompagnée d'antagonismes et de rivalités, souvent violents, qui divisent les femmes et affaiblissent leurs combats. Des questions sociétales opposent aujourd'hui les féministes entre elles : le port du voile, la prostitution ou la gestation pour autrui. Les unes défendent le droit des femmes à disposer librement de leur corps, les autres ne perçoivent qu'une aliénation dans l'obligation de se voiler, la soumission tarifée au désir masculin, l'instrumentalisation des ventres pauvres. Je fais partie de ces dernières : le hijab (qui masque la chevelure et le cou), le niqab (qui dissimule le visage), la burqa afghane ont été inventés, non par les religions, mais par les hommes, pour éviter la tentation du démon féminin. L'imposer même aux jeunes filles, ce que font certains États, mais aussi certaines familles immigrées en Occident, dont les pratiques sont tolérées par les autorités au nom du relativisme culturel, est inacceptable. La justification serait de les protéger des convoitises masculines. Mais si les hommes ne parviennent pas à réfréner leurs pulsions, donnons-leur des médicaments ! Quant au commerce charnel, les faits montrent que peu de prostituées vivent jusqu'à des âges avancés : ce qu'elles ont enduré les vieillit prématurément, beaucoup mettent fin à leurs jours, comme Nelly Arcan. Mais c'est surtout la gestation pour autrui qui me paraît le comble de l'abomination, autant pour l'enfant, acheté pour satisfaire un désir, que pour la mère pauvre qui le porte et doit l'abandonner. En écrivant cela, je sais que je m'expose : les réseaux sociaux amplifient démesurément les polémiques, allant jusqu'à la *cancel culture*, la culture du boycott et de la haine, dont a fait les frais l'écrivain J. K. Rowling par exemple, longtemps adulée dans le monde entier pour sa merveilleuse saga *Harry Potter*, mais accusée aujourd'hui d'être transphobe pour avoir osé écrire sur son compte Twitter qu'une personne qui a ses règles est tout simplement une femme.

Un nouveau militantisme radical appelle en effet à découpler le sexe biologique des attributs de la féminité ou de la virilité : serait femme la personne qui se sent femme, indépendamment de son identité biologique de naissance. Le genre prévaudrait sur le sexe. Les féministes américaines se montrent particulièrement *woke* (éveillées) sur les questions de discriminations à la fois sexistes et raciales, ce que la juriste afro-américaine Kimberlé Crenshaw définit comme l'intersectionnalité, la convergence des discriminations coloniales, raciales, masculines, hétérosexuelles. Mais leurs combats excluent désormais la femme blanche non LGBT (lesbienne, gay, bisexuelle, transgenre) en la renvoyant à son statut dominant, ce fameux « privilège blanc » dont elle bénéficierait de toute façon.

Pourtant, même pour l'Occidentale non « racisée »,

la libération est loin d'être acquise. Le sexisme ordinaire a encore de beaux jours devant lui, et, chaque fois qu'un gouvernement conservateur prend le pouvoir, il remet en question les droits des femmes. Certains rêvent toujours de les renvoyer à la maison, méthode considérée comme idéale pour faire baisser le taux de chômage et flatter la fierté masculine. On parle de *blacklash*, de retour en arrière. Même lorsque l'égalité paraît juridiquement reconnue, les pratiques du quotidien montrent que les féministes ont raison de ne pas lâcher prise.

Moi qui, dans ma jeunesse, m'étais nourrie aux travaux de Benoîte Groult *(Ainsi soit-elle)*, Simone de Beauvoir (*Le Deuxième Sexe*), Elena Gianini Belotti (*Du côté des petites filles*), Marie Cardinal (*Les Mots pour le dire*), moi dont les deux parents partageaient équitablement les tâches du foyer, et qui croyais avoir grandi dans un monde progressiste et responsable, où la liberté ne cessait de gagner du terrain, je fais chaque jour le constat que continuer à se battre est une nécessité, car chaque acquis peut être brutalement remis en question. Comme si la domination masculine était tellement inscrite dans l'ordre du monde qu'un rééquilibrage prenait figure de sacrilège.

La ségrégation sexuelle n'est pas abolie. Il serait naïf de croire que les femmes, dorénavant, peuvent embrasser toutes les carrières jusque-là réservées aux hommes et se hisser grâce à leur seul mérite. Sans un militantisme qui permet de faire évoluer les mentalités et donc les lois, le plafond de verre sera toujours là. Marie-Noëlle Bas, présidente des Chiennes de garde, vigie féministe du machisme ordinaire en politique, dit qu'il ne faut pas baisser la garde, même si les comportements tendent à s'améliorer. Certains partis politiques préfèrent payer l'amende plutôt qu'instaurer la parité. Et tout le monde sait qu'une femme doit être infiniment meilleure qu'un homme pour arriver à un poste réputé masculin, chirurgienne, cheffe d'orchestre, pilote de ligne. Françoise Giroud, première secrétaire d'État française à la condition féminine en 1974, déclarait en 1984 que la femme serait vraiment l'égale de l'homme le jour où on désignerait une femme incompétente à un poste important !

Pourtant, l'*empowerment* féminin est en marche. L'Europe du Nord montre la voie, où la parité est presque acquise et où de nombreuses femmes occupent des postes de pouvoir (contrairement au reste du monde : sur quelque deux cents pays, dix seulement sont présidés par des femmes). Qu'elles soient Premières ministres, présidentes ou directrices d'organismes internationaux prestigieux, les femmes se taillent petit à petit leur espace. Le Rwanda, exception en Afrique, est un des pays les plus avancés au monde : la moitié des ministres et près des deux tiers des parlementaires y sont des femmes ! L'Asie et le monde musulman ont du retard, mais c'est une jeune femme, Ouhoud Al-Roumi, 26 ans que les Émirats arabes unis nomment en 2016 ministre du Bonheur. Et c'est une Taïwanaise qui devient, en 2020, la dirigeante d'entreprise la mieux payée au monde : Lisa Su, quinquagénaire, à la tête d'Advanced Micro Devices, société américaine fabricant des microprocesseurs, dont Taïwan est leader mondial. Il existe ainsi un réseau de femmes d'influence à travers le monde dont le magazine américain *Forbes* publie chaque année le palmarès. Angela Merkel a longtemps occupé la première place.

Mais les plus beaux arbres (j'ai cherché vainement un nom de grand arbre qui soit féminin) ne doivent pas cacher la forêt des inégalités persistantes en défaveur des femmes. Même à qualifications équivalentes. Comme le montre Laetitia Strauch-Bonart dans son livre *Les Hommes sont-ils obsolètes ?*, ouvrir une formation aux femmes, c'est très rapidement les voir s'y imposer, y obtenir des résultats meilleurs que leurs homologues masculins… mais pas forcément accéder aux carrières qui vont avec. Selon l'Observatoire français des inégalités, les filles représentent près de 60 % des étudiants français en 2021, 70 % en lettres, mais 28 % seulement pour les écoles d'ingénieurs. Excepté les études vétérinaires, pourtant parmi les plus difficiles d'accès qui soient en France, où les jeunes femmes dominent, les hommes restent toujours largement majoritaires dans les « sciences dures ». Sans doute parce que les orientations scolaires précoces tendent à éloigner les femmes de ces disciplines. Et dès que les femmes investissent un secteur, tels l'enseignement, la justice ou la médecine généraliste, il est vu comme dévalorisé par les hommes.

Toute l'histoire de l'humanité est ainsi le Grand Récit d'une domination masculine qui se réserve des prés carrés de peur de voir les femmes s'y imposer, abandonne un secteur dès lors qu'elles s'y affirment, et résiste en continuant de les enfermer dans des tâches subalternes, misant sur la permanence de leurs obligations maternelles et domestiques. La peur masculine de voir éclater la supériorité des femmes et de se faire éclipser hante le monde. Pourquoi les hommes pensent-ils toujours cette émergence en termes de rivalités ? Elles veulent juste prendre leur place à elles, pas les remplacer ! Beaucoup d'entre elles fonctionnent dans une logique non de compétition, mais de coopération, et c'est ce qui les différencie fondamentalement de ce sexe dit fort, toujours en train de craindre que sa prééminence ne soit remise en cause.

Le patriarcat continue de s'exercer au travers des discriminations professionnelles, mais aussi de tout un corpus d'attitudes méprisantes et condescendantes, qui débouchent encore trop souvent sur une maltraitance massive. Chaque année, le 25 novembre est la Journée internationale pour l'élimination des violences contre les femmes. Elle a été instituée en 1999, près de quarante ans après son détonateur, l'assassinat de trois sœurs en République dominicaine par le dictateur Trujillo. Cette journée rappelle un triste constat : une femme sur trois dans le monde subit toujours au cours de sa vie des atteintes physiques ou sexuelles. Pendant la pandémie, les confinements ont été, dans de nombreux foyers, de terribles moments de violence conjugale.

Et dire qu'on continue à nous enfumer avec les princes charmants…

6.

L'arnaque du prince charmant

Tout le monde n'a pas la chance de vivre soixante-treize ans avec un homme beau, fidèle, dévoué, et qui marche deux pas derrière vous. En contemplant le beau capitaine et la jeune princesse dans les reportages diffusés à l'occasion du décès de celui qui avait dû abandonner son nom, ses titres et même sa religion pour épouser sa dulcinée, nous voilà renvoyées à nos fantasmes d'amour éternel. Mais le prince Philip a-t-il vraiment été fidèle à la reine Elizabeth ? *That is the question…*

Les femmes restent de grandes amoureuses… et de grandes naïves. Vivre dans l'attente du coup de foudre salvateur. Rêver du prince charmant. Ah, Disney, quel mal tu nous as fait ! Toutes les petites filles de ma génération ont été bercées par la même douce musique, celle de la princesse en robe de bal délivrée par le beau jeune homme, aristo forcément. Combien de films toujours centrés sur la rencontre providentielle de la jeune femme en galère avec le fier-à-bras costaud et tellement protecteur ?

Incroyable de constater que les petites filles d'aujourd'hui grandissent encore dans un bain de représentations qui les conditionnent à penser qu'elles se réaliseront à travers un mari et une famille ! Les contes de fées, la littérature, le cinéma, la publicité, tous les messages qui leur sont adressés visent à les enfermer dans ce schéma normatif. Même si les évolutions sociétales font que, aujourd'hui, les femmes occidentales n'ont plus besoin du mariage pour se réaliser, leur émancipation est loin d'être terminée. Par leur éducation, elles continuent de baigner dans un bain émotionnel axé sur la rencontre amoureuse et la maternité, qui les rend vulnérables à la domination masculine. L'éducation que reçoit un garçon le conduit à se penser en tant qu'être autonome devant tracer sa voie. Celle que reçoivent les filles continue de leur inculquer l'idée que leur bonheur passe par une famille. Beaucoup de jeunes femmes sont habitées par ce que la psychanalyste américaine Colette Dowling qualifie de « complexe de Cendrillon » : elles vivent dans l'attente de la rencontre décisive qui métamorphosera leur existence. Un prince charmant viendra sur son beau cheval blanc pour les prendre en charge tout le reste de leur vie. Il pourvoira à tous leurs besoins, et elles pourront vivre dans son orbite, amoureuses, dévouées, mais aussi comblées, à tous les sens du terme. C'est ce qu'elle appelle « le désir d'être sauvée ».

L'attente de l'élu, celui qui incarne leurs fantasmes, les pousse à opter, soit pour des hommes dominants, ces mâles alpha en quête permanente de pouvoir et de réassurance, soit pour des mauvais garçons (*bad guys*) à la Brad Pitt (Alain Delon hier), aussi séduisants qu'infidèles, qui ne feront que les ajouter à leur tableau de chasse (chacune s'étant naïvement imaginé être l'unique qui bloquerait enfin la vis sans fin). Dans les deux cas, désillusion programmée, à une échéance plus ou moins lointaine.

La quête du chevalier en armure est en rupture totale avec la réalité du monde actuel. Non seulement la plupart des jeunes hommes occidentaux ont été élevés dans l'idée de l'égalité, du moins quand leur mère a fait le boulot correctement, mais la perspective de prendre économiquement en charge une autre personne à l'heure du chômage de masse les effraie et leur paraît totalement anachronique. S'ajoute l'air du temps, où priment l'individualisme, les trajectoires personnelles et surtout la quête de l'hédonisme. Les valeurs collectives se sont effritées. Chaque individu est d'abord en quête d'un accomplissement personnel, incompatible avec l'idée que l'on va se mettre des fers aux pieds et rester en couple parce qu'on est

« soutien » de famille, par devoir, ou pour respecter les convenances. Les garçons prennent la tangente et les filles continuent de chercher l'âme sœur, cherchez l'erreur.

Avec un tel malentendu, fonder une union durable est devenu la quadrature du cercle. Pour beaucoup de femmes, incapables, à tous les âges de la vie, de se libérer de la quête d'un partenaire, mais aussi pour les hommes qu'elles rencontrent, sur lesquels pèse une obligation tellement lourde à assumer, le couple ne peut qu'évoluer vers des tensions croissantes, un quotidien invivable, et pour finir une rupture.

Jacques Chirac, notre ex-président ripoliné par l'histoire, après avoir été pourtant un éternel sujet de plaisanterie pendant son mandat en raison de sa propension frénétique à la drague et de ses conquêtes minute (« Chirac, vingt minutes, douche comprise », résumait le Tout-Paris), affirmait que les promesses n'engagent que ceux qui y croient. Comme il avait raison ! Les engagements pris sous le coup de la passion n'engagent que celles qui croient encore qu'amour rime avec toujours. Et qui vivent sous l'emprise d'un sentiment amoureux dont elles ne parviennent pas à se libérer. Elles aiment aimer. Elles veulent aimer. Elles se mirent dans le sentiment amoureux que leur partenaire leur renvoie.

Et elles se fragilisent. Car être sous emprise, c'est être vulnérable.

Certains séducteurs savent parfaitement exploiter ces failles profondes en jouant les sauveurs. « Avec moi, tu seras heureuse. » Éduquées dans l'attente du prince charmant, les femmes sont crédules, vulnérables. Qu'un homme les écoute, donne le sentiment de les comprendre, leur explique qu'il sera toujours là pour elles, et qu'elles peuvent compter sur lui, et elles fondent. Elles y croient. Elles perdent leurs défenses. Elles deviennent fragiles. Certaines abandonnent leurs études ou leur métier, déménagent, quittant leur environnement familier pour suivre l'élu. Funeste erreur qui les éloigne de leurs repères et les met dans une grande situation de dépendance, surtout lorsque le couple a des enfants, ce qui ligote un peu plus l'épouse : partir mettrait en danger ces êtres qu'elles aiment plus que tout.

Et c'est fichu pour elles.

Bien sûr, il ne faut pas généraliser : il existe encore beaucoup de couples heureux, et c'est tant mieux. Il existe aussi toujours des femmes qui vivent avec bonheur le statut de déesse du foyer, s'investissent socialement et mettent tout en œuvre pour faciliter la carrière de leur mari. Mais combien également, dont la sujétion consentie se mue insidieusement en galère ? Le prince charmant n'est pas forcément un bon mari, et encore moins un bon père.

Entre la gestion des questions matérielles et les petites frustrations quotidiennes, certaines conjugalités se révèlent le plus efficace des éteignoirs. Combien de femmes doivent supporter un fâcheux qui grommelle à leurs côtés, ne fait rien, mais a toujours des commentaires à faire sur leur travail, leur éducation, leur cuisine, leurs choix ? « À la maison, j'ai l'impression d'être Cosette », soupire une amie, qui n'en peut plus d'être astreinte aux tâches matérielles sans aucune reconnaissance de son mari et de ses fils. Combien d'hommes imposent, sans même se poser de questions, leurs activités et leurs « potes » ? Le match de foot à la télé et la troisième mi-temps. Sourire est de mise, sous peine de passer pour une « chieuse », et d'avoir droit à la crise une fois que tout le monde est parti. Qui n'a pas vécu le moment si pénible de la grande scène dans la voiture ? Ou une fois couchés, quand on voudrait pouvoir dormir et qu'il faut écouter la litanie des récriminations ? Et le « tirage de gueule », parce que vous avez fait quelque chose qui a déplu, ce quelque chose pouvant occuper une gamme infiniment étendue ?

L'inverse existe aussi, bien sûr, et certaines femmes se complaisent dans le drame. Le résultat est le même : les règlements de compte en coulisse et les visages fermés sont un grand classique au sein des couples. Dans un hôtel, c'est incroyable le nombre de ceux qui arrivent au petit déjeuner le visage fermé et ne décrochent pas un mot de la matinée, sauf pour aboyer une réflexion désagréable. Alors qu'ils sont en vacances et que tout devrait bien se passer.

Mais non justement, les vacances, c'est le moment où on a le temps de régler les comptes. Combien de moments merveilleux, où on aurait tout pour être heureux, sont gâchés par une crise de couple ?

Pour une femme, attendre trop de l'autre et ne pas se préserver un espace d'autonomie constitue un redoutable piège. Entre un dévouement sacrificiel qui leur fait attendre une reconnaissance jugée toujours insuffisante, et la frustration qui les enferme dans les récriminations, exaspérant leur partenaire et leurs enfants, un cercle vicieux se met en place qui les fragilise et les met en position de vulnérabilité. Surtout quand elles ont cru bon de s'en remettre au fameux mâle alpha, tant encensé dans les représentations. Le discours de protection cède rapidement la place à une attitude de possession et de mépris. Des remarques négatives d'abord, puis des insultes, parfois des coups. Un lent travail de minage, auquel la femme refuse de croire d'abord, se disant qu'elle porte forcément la responsabilité de ce changement d'attitude. Le prince beaucoup moins charmant se charge de les en convaincre. Il a changé, certes, mais parce qu'*elles* ont changé. C'est de leur faute. Moins belles, accaparées par les enfants, agacées – forcément, tant de travail sur leurs épaules d'un coup ! Voulant tout bien faire, enfants, métier, maison, attentes sociales d'élégance et de bonne épouse, elles n'ont pas conscience de cette accumulation de charges qui les débordent et se montrent moins attractives, moins disponibles sexuellement…

Les statistiques sont implacables : en France, selon l'INSEE, près d'un mariage sur deux se termine par un divorce, après une durée moyenne de quinze ans, le pic se produisant quand les conjoints deviennent quadragénaires. Les unions libres sont encore plus fragiles, puisque la séparation intervient généralement après quatre années de vie commune.

L'itinéraire est toujours le même. Après quelques tâtonnements et pas mal de rêves, une jeune femme tombe amoureuse du « bon », celui (ou celle) qui colle le plus à ses chimères de jeunesse. Elle s'installe avec lui, fait des enfants, ils prennent un crédit et construisent leur maison, travaillant sans relâche pour payer les traites et construire un patrimoine commun, que les exigences du XXIe siècle rendent de plus en plus asservissant. Vacances hors du foyer, matériel électronique indispensable, mais frappé d'obsolescence programmée, acquisitions présentées comme obligatoires, les modèles de consommation diffusés par la publicité et les réseaux sociaux enferment les jeunes couples dans une spirale d'endettement. Les écologistes ont raison de dénoncer l'immense gaspillage engendré par cette quête effrénée du bonheur à travers la possession matérielle. Le capitalisme vert et la culpabilisation permanente créent aussi sans cesse de nouveaux besoins, puisqu'il faut remplacer l'ancien matériel par de nouveaux, censés être plus verts, mais surtout plus coûteux…

Pour accéder à ce qu'il croit être le bonheur, le ménage travaille dur. Mais qu'il s'agisse des relations avec la belle-famille, des copains, des choix de voyage ou de logement, de l'argent du couple, des courses, du rangement, des lessives, des ex, les sujets de frictions quotidiens, agrémentés de réflexions acerbes, ne manquent pas. Après une lune de miel à la durée très variable, les jeunes couples se disputent beaucoup. Les années passant, chacun prend son parti d'une petite insatisfaction quotidienne, qui va cependant grandissant. Dans les mariages qui résistent, un certain nombre ne le fait que par habitude, tel un attelage de bœufs tirant dans la même direction, chacun trop frileux pour tenter de dételer le joug, affronter l'inconnu d'une existence rendue à elle-même, où l'autre ne peut plus servir de bouc émissaire commode pour expliquer toutes les frustrations et les échecs, mais aussi les énormes problèmes matériels que pose toujours le détricotage juridique d'une unité familiale vivant dans une maison commune, possédant un patrimoine, et surtout des enfants.

L'arrivée des enfants est un bouleversement majeur dans un couple, qui remet en question la situation de la femme, même dans ceux qui affirment fonctionner sur un pied d'égalité. Simone de Beauvoir voyait dans la maternité les racines de la subordination féminine, une aliénation organisée pour maintenir la mère au foyer, tout entière au service de sa famille. C'est une réalité qui persiste : la maternité inaugure l'enfermement de la femme dans un nouveau statut, où elle cesse d'être un être libre et autonome, pour devenir la mère de ses enfants, redevable de leur bien-être et de leur intégrité et en portant la charge. À peine enceinte, une femme entre dans un autre monde : combien de pays lui nient toujours le droit à avorter, après lui avoir refusé longtemps le droit à la contraception ? Toutes les sociétés, même les plus avancées, imposent aux femmes un contrôle visant à protéger l'enfant qu'elles portent dans leur ventre. « Mon corps m'appartient », revendiquait le MLF lors de sa création en 1970. Eh bien non, cinquante plus tard, le corps des femmes appartient toujours à la société. Toute femme qui enfante perd sa liberté.

Il existe aujourd'hui de très nombreux jeunes couples fondés sur une revendication d'égalité parfaite, et convaincus de réécrire l'histoire des relations hommes-femmes. Pourtant, l'arrivée des bébés enferme toujours la mère dans ce qu'Elisabeth Badinter considère comme le piège de l'amour maternel, qui renvoie la femme aux tâches domestiques et au foyer.

Elle devient l'outil multifonctions, le couteau suisse de la famille. C'est simple : elle s'occupe de tout, et son compagnon, du reste. Quand il y pense. Et en le faisant largement savoir. Le mari « aide » sa femme, qui accomplit l'essentiel des tâches domestiques. Les mères doivent assumer cette fameuse « charge mentale », théorisée dès les années 1990 par des sociologues féministes, et mise en scène avec humour par Emma dans sa bande dessinée *Fallait demander*. Il faut concilier la famille, la maison, les tâches matérielles, les formalités, tout en exerçant à l'extérieur un métier, généralement sous-payé puisque tel est le lot des femmes. Et en restant sexy sous peine d'être déclassées.

Moins bien rémunérées que leurs collègues masculins, les mères doivent se montrer aussi performantes, voire meilleures pour excuser les soucis domestiques, forcément minables. Le gosse malade. Les courses. Le ménage. Les activités du mercredi. Du samedi. Du soir, quand ce sont des entraînements sportifs. L'orthodontiste et l'orthophoniste. Payer la cantine et ne pas oublier le pressing. Le sociologue Jean-Claude Kaufmann a beaucoup travaillé sur cette inégalité domestique fondamentale. Et peu intégrée par la société. Ainsi, alors que la garde des jeunes enfants dans de bonnes conditions est la croix et la bannière pour les jeunes parents, une dépense conséquente doublée d'une angoisse permanente, peu de crèches sont créées par les employeurs sur les lieux de travail, alors que ce serait le meilleur moyen de tranquilliser et de fidéliser leurs employées. Seules les très grandes entreprises à la politique sociale poussée offrent cette possibilité (et les lieux alternatifs, mais ce sont les parents qui s'y collent, à tour de rôle).

Le plus souvent, la carrière et les contraintes du mari, qui gagne plus, sont privilégiées, et l'épouse devenue mère a le sentiment de s'épuiser à vouloir tout mener de front, tout en stagnant professionnellement. Pourquoi d'ailleurs toutes les femmes essaient-elles de tout concilier ? Pourquoi ont-elles intériorisé ce syndrome du bon petit cheval qui ne doit pas faillir, au point de s'effondrer ? Il suffirait de dire : « Stop ! Prends ta part ! » Mais non, la naissance d'un enfant enferme insidieusement la femme dans les tâches domestiques et maternelles, ce que Marie Cardinal appelle la souricière. Malgré toutes les avancées juridiques visant à instaurer des congés paternité… et à imposer aux papas de les prendre, les vieux schémas ont du mal à évoluer. En Suède, un des pays les plus avancés en la matière, le congé parental est de quinze mois, à partager entre mère et père. La maman en prend généralement onze, le papa quatre ! Inutile de dire que le retour en entreprise de la première après sa longue absence est toujours douloureux et que sa carrière en souffre.

Même avec le meilleur compagnon du monde, l'égalité supposée, proclamée, revendiquée s'est arrêtée à la naissance du premier enfant. C'est la mère que l'école appelle si le petit a mal au ventre, quand bien même serait-elle pédégère. Les enfants appartiennent au périmètre maternel, y compris quand le papa jure qu'il fait le maximum. Sauf au Danemark, où ils se montrent particulièrement collaboratifs dans les tâches domestiques, mais les Danois ont aussi bizarrement abandonné toute entreprise de séduction, déléguant cette tâche aux femmes. L'homme qui accepte le partage des tâches domestiques doit-il pour autant abdiquer sa nature masculine – dont on verra un peu plus loin qu'elle existe, elle aussi, biologiquement ? C'est en tout cas ce que pas mal de mâles alpha ont l'air de penser, refusant obstinément de passer l'éponge et la serpillière, même quand ils s'improvisent, car c'est devenu tendance, cuisiniers – pardon : « chefs » – et dévastent la cuisine.

Affirmer que les deux partenaires restent égaux, voire identiques, nie le bouleversement biologique engendré par ces neuf mois décisifs chez la femme. La grossesse, d'abord, modifie physiologiquement la future mère et la rend plus vulnérable, moins disponible. Beaucoup d'hommes sont infidèles pendant la gestation de leur femme, ce qui apparaît à ces dernières comme la pire des trahisons, là où leur compagnon, effrayé par ce corps devenu temple, qui le renvoie à ses propres responsabilités, cherche en réalité à retrouver l'insouciance d'avant. Beaucoup de femmes se sentent très seules pendant leur grossesse. D'autres la vivent pleinement avec leur compagnon, partageant même la préparation à l'accouchement, vaste fumisterie censée vous permettre d'affronter sereinement les contractions, jusqu'au moment fatidique où vous seriez prête à tuer pour une péridurale. Certains papas, même s'ils ne l'avoueront jamais, ont du mal à se remettre d'avoir vu le sexe de leur femme, dilaté à l'extrême, se déchirer dans un grand déferlement de matières pour expulser un magma peu ragoûtant. *La maman et la putain*, le film de Jean Eustache, qui fit scandale à sa sortie en 1973, met bien en scène cette ambivalence entre la partenaire sexuelle et la mère. Suit tout le cirque autour de l'allaitement, imposé insidieusement aujourd'hui aux femmes au nom de la santé de leur bébé, mais qui les enferme dans une dépendance fermière en saccageant leurs seins.

Devenir mère, c'est perdre sa liberté. Un amour infini certes, mais une camisole psychique, même quand les enfants devenus adultes quittent le foyer : perdre un enfant, le voir diminué, souffrant, quelle plus grande souffrance pour une mère ? Il existe bien sûr des mères qui choisissent de vivre leur vie, de privilégier leur carrière, mais elles seront toujours considérées comme « indignes ». Et leurs enfants, un jour ou l'autre, même très longtemps après, avoueront qu'ils ont souffert d'avoir vu s'éloigner celle qui les a mis au monde. C'est un traumatisme qui les suivra toute leur vie, et qui se réveille un jour ou l'autre chez les enfants adoptés, même quand ils ont été élevés avec amour : pourquoi m'a-t-on abandonné ?

Le paradoxe est le suivant : il faut être une bonne mère de famille, mais ne pas être que cela, statut vu aujourd'hui comme dévalorisant. Les mères au foyer d'aujourd'hui ont du mal à exister. Leur travail invisible et gratuit ne compte pas. Rares sont les pays qui octroient un salaire et une retraite aux mères.

Pourtant, et les confinements imposés par la pandémie l'ont rappelé, être astreinte toute la journée à s'occuper de sa progéniture, à distraire, à nourrir, et même à faire classe, puisque les écoles ont fermé, non, ce n'est pas forcément une partie de plaisir. Au contraire. Les mères crient grâce : vite que la classe reprenne, que le « distanciel » s'arrête ! Au premier confinement, elles ont cuisiné avec bonheur. Au troisième, commandé des plats cuisinés en désespérant des restaurants toujours fermés. Vite, retrouver le bureau et la machine à café ! La sociologue israélienne Orna Donath a recueilli dans son livre *Le Regret d'être mère* les témoignages de femmes qui déplorent que la maternité les ait fait entrer dans une sujétion dont, avec le recul, elles se seraient bien passées. Et le hashtag #RegretMaternel collecte sur Twitter les récits de mères désillusionnées. La fonction domestique à temps plein est un esclavage. Travailler à l'extérieur, pouvoir mettre sa progéniture à la crèche, à l'école, au foot, devient paradoxalement retrouver du temps pour soi ! Et ensuite, accueillir ses enfants avec bonheur, au lieu de se montrer en permanence exaspérée, houspillant sans cesse tout le monde parce qu'on n'en peut plus.

À ce stade, je dois quand même préciser, et j'espère que vous n'en doutez pas, que mes trois enfants m'ont absolument comblée. Et me comblent toujours. Pas une seconde, je ne regrette d'avoir enfanté. Et si je devais refaire le chemin, je le referais. Même en sachant ce qui m'attend, l'horreur des accouchements, l'épuisement de la jeune maman, puis la séparation. L'idée que j'aurais pu enfiler une autre jambe dans le « pantalon du temps », comme l'écrit le fabuleux auteur anglais Terry Pratchett, et ne pas connaître les trois êtres merveilleux que j'ai mis au monde, m'est insupportable. Nous sommes toutes dans le même cas, je crois. Ou presque toutes.

Pourtant, j'ai beaucoup hésité avant de choisir d'être mère, attendu dix années entre le moment où j'ai rencontré mon ex-mari et celui où j'ai décidé de donner une descendance au couple que nous avions formé. J'avais l'impression que tout le monde pouvait faire des enfants, mais que tout le monde ne pouvait pas connaître un amour aussi fusionnel et merveilleux que le nôtre. Je comprends celles qui refusent d'enfanter. Choisir de ne pas avoir d'enfant, et même de ne pas se marier, c'est essayer toute sa vie de conserver sa liberté. « Pars ma fille. Pars loin, et vis ce que tu as à vivre », exhortait sa mère à l'artiste franco-iranienne Marjane Satrapi, dans un pays, l'Iran, où naître sans pénis est une malédiction, comme le résume l'écrivaine Chahdortt Djavann. Elle ajoutait : « J'ai été intelligente, je n'ai fait qu'un gosse. Si tu es très intelligente, tu n'en feras pas du tout. » Marjane Satrapi a suivi le conseil maternel et construit l'œuvre brillante qu'on lui connaît. Mais elle doit en permanence se justifier, « comme si l'utérus des femmes ne leur appartenait pas, mais appartenait à la société, puisqu'elles doivent perpétuer la race humaine. Odieux. »

Mais les femmes ont désormais une porte de sortie : le salut de la planète. La peur de la surpopulation justifie désormais le refus d'ajouter un nouvel enfant à l'humanité, et le mouvement Ginks (*green inclination, no kid*) est très présent dans le monde anglo-saxon. Un prétexte en béton pour vivre tranquille, même s'il est fondé sur des analyses démographiques erronées : plus de la moitié de la population mondiale vit dans des pays où le renouvellement des générations n'est plus assuré. Ce n'est pas l'explosion démographique qu'il nous faut redouter, mais l'implosion, le vieillissement progressif d'une population mondiale qui ne dépassera jamais 11 milliards de personnes.

Confrontées à la réalité d'une société qui reste fondamentalement patriarcale, les femmes ont désormais le choix. De se marier ou pas. De faire des enfants ou pas. « Jamais je ne me mettrai sous la coupe d'un homme ! Jamais je ne me reproduirai en captivité », proclament la féministe Gloria Steinem et, avec elle, toutes celles qui refusent l'aliénation programmée du mariage et de la maternité.

Oui, mais la société se charge de jeter l'opprobre sur celles qui refusent de jouer le jeu. Une femme respectable est une femme mariée et mère de famille. Qu'elle ne se marie pas, qu'elle décide de ne pas avoir d'enfants, qu'elle privilégie son épanouissement personnel à la construction d'une famille, et la voilà fautive. Les femmes devront toujours avoir à se disculper dès qu'elles sortent des sentiers battus de la conjugalité normée. Même au XXIe siècle.

7.

Pervers narcissiques ? Mais non !

Le couple est une arène, où l'amour inconditionnel et aveugle des commencements mène inéluctablement aux tensions et aux rapports de force. Avec beaucoup de compromis, voire de concessions, il peut évoluer vers l'attachement, la construction d'une famille. Mais parlons clairement : le lot commun des femmes est d'être trompées, voire larguées un jour ou l'autre parce que monsieur a trouvé mieux ailleurs. La plupart de celles qui rompent le font après avoir découvert l'infidélité de leur partenaire. Et elles préfèrent la rupture à l'humiliation, prenant l'initiative de la séparation.

Stupeur mondiale de voir exploser en 2021 le couple Bill et Melinda Gates, qui avait donné son nom à une fondation humanitaire exceptionnelle ! Les détails des raisons du divorce le plus coûteux de l'histoire, avec celui du fondateur d'Amazon, nous apprennent que, comme toujours, madame a pris l'initiative car monsieur, en vieillissant, avait envie de profiter de son discutable sex-appeal. Pouvoir et argent rendent irrésistible, n'est-ce pas ? Les hommes pas franchement gâtés par la nature doivent monter en gamme pour espérer séduire, et les femmes rester jeunes, ce qui est plus compliqué.

Heureuses celles (et ceux) qui traversent la vie sans connaître la douleur des séparations ! Tant d'expériences amoureuses se révèlent de terribles fiascos… Les romances ont beau faire leur miel des chagrins d'amour, il existe des ruptures qui remettent en question les fondements mêmes de notre existence. Les femmes attendent tant de leur relation amoureuse qu'une séparation brutale, assortie généralement de la découverte des mensonges, de l'infidélité, voire de la double vie de leur partenaire, les brisent, les fauchent, les anéantissent, socialement, psychologiquement, et même économiquement, quand leur union a duré longtemps.

Se relever ? Le parcours de la combattante.

Mais on y arrive, rassurez-vous. Et on ne regrette rien.

L'histoire de la vie d'une femme, telle qu'elle est instillée à peu près partout, dans la littérature, les films, les contes pour enfants, est une trajectoire linéaire. Être une belle jeune fille émerveillée par la vie, innocente et naïve, rencontrer un homme forcément bien, tomber amoureuse, s'installer ensemble, faire des enfants, bâtir un foyer. Devenir une grand-mère dodue à chignon blanc qui fait un bon café. Vieillir sereinement, main dans la main. « Il est temps de penser à nous maintenant », comme le chantent les vieux crooners, qui se sont mariés quinze fois.

Croire que les histoires d'amour s'inscrivent dans la durée, c'est berner les petites filles et les fragiliser.

Dans la vraie vie, les choses se passent différemment. Découvrir que l'autre n'est pas celui qu'on croit. Ou plutôt qu'il a tellement changé qu'il est devenu un inconnu. Réaliser qu'on a vécu sur une illusion. Voir l'univers familier se fissurer, puis tomber en miettes sans pouvoir le recoller. Basculer dans la colère, le ressentiment, l'humiliation. Ne plus se reconnaître soi-même. S'en vouloir et en vouloir à l'autre de nous transformer en cette personne en colère, accusatrice, humiliée, qui correspond si peu à l'image que l'on croyait avoir de soi. Être si incrédule, au début, face à la chute. La croire passagère, se dire que tout va s'arranger, qu'on va émerger du cauchemar, qu'on va se réveiller en frissonnant devant ce mauvais rêve. Mais non, rien ne s'arrange. Il faut affronter la cruauté de l'autre, celui qui, pense-t-on, a trahi. Et qui s'éloigne, indifférent. Malgré notre souffrance, nos larmes, nous laissant incrédule devant un tel affront.

Et puis, quitter son lieu de vie, livrer à un notaire

ou à un avocat le froid inventaire d'une existence résumée à une liste de biens qu'il faudra désormais se partager, abandonner le confort d'une vie qu'on trouvait souvent, quelle ironie, routinière. Contempler ses enfants en déplorant qu'ils aient désormais à vivre dans une famille « monoparentale », peut-être un jour « recomposée », et qui a d'abord été décomposée, avec tout ce que ce terme exhale de pourriture. Se dire qu'on a échoué. Qu'une autre va s'occuper de vos bébés une partie du temps, le plus souvent contrainte et forcée (elle a récupéré le mec avec ses bagages, c'était à prendre ou à laisser), sans que vous ayez prise sur ce qu'ils vont vivre.

Et puis, affronter l'incompréhension des proches, leur indifférence, voire leur hostilité. Ils « ne veulent pas prendre parti ». Certains pensent si fort « pour qu'elle en arrive là, elle a bien dû le chercher » qu'on a l'impression de les entendre. Vous imputant la responsabilité de la rupture dans l'espoir de conjurer pareille mésaventure. C'est à cause de vous, de votre caractère. D'ailleurs, ils l'avaient bien dit. Colère de les voir juger, réexaminer toute votre vie à la lumière de sa chute, vous rappelant cruellement les signes précurseurs que vous avez voulu ignorer. Quand ils ne disent pas tous : « Mais enfin, vous ne vous doutiez de rien ? » Comme à Anne Sinclair après son divorce avec Strauss-Kahn, quand les sms crapoteux de ses liaisons tarifées furent exposés, après le scandale de l'affaire du Sofitel, à New York, en 2011. Certains choisissent même de couper les ponts de peur d'endurer vos lamentations. Ceux que vous preniez pour des amis chers trouvent l'ex tellement plus attirant, avec sa jeune compagne, son train de vie, ses fêtes et ses dîners ! Il faut non seulement affronter l'épreuve en elle-même, mais le contexte social de l'épreuve.

Essayer de justifier son infortune en accusant l'autre des pires turpitudes est un mauvais choix. L'accuser, c'est s'accuser soi-même, puisqu'on vient de passer pas mal d'années avec lui et que, même s'il ne semble pas s'en souvenir, on a été heureux ensemble, follement amoureux, pétris de projets et d'idéaux.

Et c'est ainsi que beaucoup de femmes dévorent frénétiquement des ouvrages de psychologie et de développement personnel pour comprendre comment elles ont pu en arriver là, et surtout comment s'en sortir. Elles découvrent alors généralement les mécanismes de fonctionnement des « pervers narcissiques » (PV). Pathologie identifiée dans les années 1980 par un psychiatre, Paul-Claude Racamier, ce trouble de la personnalité bien spécifique, fondé sur un égocentrisme forcené, le désir de séduire et un profond mal-être intérieur, pousse les malades, généralement des hommes, à jeter leur dévolu sur une personnalité fragile et à la vampiriser. Sous emprise, leurs victimes en viennent à penser que toute vie est impossible en dehors du système de dépendance instauré par leur « bourreau », qui, peu à peu, aspire toute leur substantifique moelle pour s'en repaître. Mais toute relation de dépendance affective qui aboutit à se dépersonnaliser pour épouser aveuglement les convictions de l'autre, les attentes de l'autre – ce que fait toute femme trop amoureuse – ne signifie pas pour autant que vous avez affaire à un PV ! Le concept a été terriblement galvaudé : le petit séducteur de quartier, le mari classiquement volage, l'ex qui vous « ghoste » après avoir trop promis se retrouvent affublés de ce qualificatif, bien trop grand pour une banale histoire de relation amoureuse qui déraille.

Je suis tombée dans la marmite. Moi aussi, comme tant d'autres, j'ai cru, au moment de mon divorce, être tombée sur un PV. Il y a tellement de bouquins et d'articles sur la question (« Les pervers narcissiques, comment les repérer en dix points-clé ») qu'on se retrouve toutes, à un moment ou à un autre, à cocher les cases de ces pseudo-quiz, pour savoir si on n'a pas été victimes, nous, pauvres petites brebis innocentes, d'un abominable individu de cette engeance. Trente ans de vie commune passée au crible pour savoir si, oui ou non, votre ex était juste un affreux. Évidemment, oui. Vous pensez bien que les questions posées sont suffisamment larges pour que vous vous reconnaissiez. Comme la voyante à boule de cristal extralucide qui vous trouve des problèmes de cœur.

Mais en s'enfermant dans la colère et la rancœur, on ne fait que se blesser soi-même, blesser ses enfants, gâcher sa vie. Cessons de vouloir psychiatriser la trajectoire classique d'une existence d'homme au temps de l'hédonisme triomphant, qui pousse chaque individu à vouloir s'accomplir pleinement, ne surtout pas rater la possibilité d'être heureux et de réenchanter une vie piégée dans la routine, quelles qu'en soient les conséquences pour son entourage !

Les vrais pervers narcissiques, ceux qui vous emberlificotent, vous assujettissent par leurs discours protecteurs, bienveillants, rassurants, avant de se muer petit à petit en impitoyables tyrans, prêts à se nourrir de votre sujétion jusqu'à vous vider de toute substance vitale, vampires émotionnels dont il est impossible de se défaire, car ils ne le supportent pas et en deviennent dangereux, il en existe à peu près autant que de véritables intolérants au gluten. Tout le monde se sent concerné, et presque personne ne l'est. Excepté celles qui ont la malchance de tomber sur un sinistre individu de cet acabit, et leurs mésaventures se terminent généralement en justice. Tout comme les véritables intolérantes cœliaques sont médicalement suivies, au contraire de toutes celles qui pourrissent vos déjeuners avec leurs gros *sabots* (*s*eigle, *a*voine, *b*lé, *o*rge, *t*riticale, *q*uinoa contiennent du gluten, de même que l'épeautre… au contraire du sarrasin, du maïs et du riz) et leurs grandes déclarations en faveur du bio.

Mon ex-mari n'avait rien d'un pervers narcissique, il n'avait fait que suivre ses désirs et, moi, je n'avais fait que suivre la trajectoire classique d'une jeune fille qui tombe follement amoureuse d'un garçon de son âge, alors qu'ils sont tous deux éprouvés par une histoire compliquée, donc en quête de l'âme sœur, et qui s'imagine qu'elle a scellé sa vie pour l'éternité. Je venais du Nord et j'avais perdu mon frère, il arrivait du Midi et avait grandi sans père, on s'est croisés sur la route de la vie, vous connaissez la chanson. Et on a passé trente ans ensemble à s'adorer et à s'engueuler. Il était congénitalement infidèle et moi inévitablement colérique. Les couples fusionnels sont aussi des couples traumatiques, qui s'épuisent au fil des années. Ceux qui prétendent qu'il faut se déchirer pour durer me font rigoler. Je suis convaincue du contraire : pour durer, il faut se respecter. Ne pas considérer que l'autre est votre propriété, et que vous pouvez en faire votre punching-ball émotionnel. Parce qu'un jour, l'amour, même immense, se fracasse sur la réalité du temps qui passe et du quotidien qui lasse. Point.

Vous avez beau n'être qu'une statistique, quand l'épreuve vous tombe dessus, elle n'en est pas moins douloureuse. Ce n'est pas parce que toutes les femmes accouchent que l'accouchement n'est pas, le plus souvent, une abomination à endurer (« Tu ne vas quand même pas faire un livre sur ton accouchement ? » me dit ma mère, après la naissance difficile de mon aînée. Moi non, mais beaucoup d'autres, si). Ce n'est pas parce que nous perdons toutes nos parents à un moment ou à un autre que la mort d'une mère n'est pas une souffrance intolérable, qui a beaucoup contribué à nourrir la littérature, d'Albert Cohen à Derrida, en passant par Noëlle Châtelet et Anne B. Ragde, avec *Sa Majesté Maman*. L'écrivaine américaine Hope Edelman a consacré un beau livre aux disparitions maternelles précoces, si douloureuses. Ce n'est pas parce que la plupart d'entre nous finissent par se séparer de celui que nous prenions, erreur classique de jeunesse, pour notre sauveur, le prince charmant de notre existence, Rahan, Bob Morane ou Aragorn, que chaque rupture n'est pas vécue comme l'arrachement d'une jambe. « La mort d'un homme est une tragédie, la mort de millions d'hommes, une statistique », disait Staline, qui s'y connaissait en la matière. Avec 7,7 milliards d'êtres humains sur la terre, dont un peu plus de la moitié de femmes, car nous vivons singulièrement plus longtemps que les hommes (sauf en Inde, seul pays au monde où l'espérance de vie féminine est inférieure, d'abord parce qu'on néglige les petites filles, ensuite parce qu'on maltraite les épouses, et plus encore les veuves), nous sommes toutes des statistiques. Cela n'enlève rien à la réalité de nos vécus.

Non, inutile de rejeter la faute sur celui qui est parti. En croyant se refaire une santé, on se discrédite. En matière de couple, il n'existe pas de justice. Femme mariée vieillissante, c'est le job le plus ingrat qui soit. Il se termine de plus en plus souvent par une séparation sans préavis. Et avec des indemnités qu'il va falloir chèrement négocier, puisque vous avez commis une faute lourde : prendre de l'âge. Et souvent des kilos, prix que nous sommes nombreuses à payer pour réussir à concilier vie domestique, vie ménagère et vie professionnelle.

Parce que, bien sûr, vous travaillez. À la maison ou à l'extérieur, mais vous ne chômez jamais. Donc vous êtes coupable : vous vous êtes « laissée aller », comme on dit. La maîtresse de maison attentive et mère parfaite ne doit rien céder sur le terrain physique, sinon gare ! Personne ne vous sera reconnaissant de la performance, ni votre mec qui a trouvé mieux, ni même vos gosses, qui ne vous épargnent pas leur regard critique. Combien de séparées souffrent de l'attitude de leurs enfants, de leurs réflexions acerbes, de la complicité qu'ils nouent avec la petite nouvelle, qui a leur âge ou presque !

Pour garder la tête hors de l'eau et échapper à l'échafaud, les femmes doivent toutes aujourd'hui jouer le même rôle, celui que résume au bazooka Virginie Despentes dans *King Kong théorie* : « L'idéal de la femme blanche, séduisante mais pas pute, bien mariée mais pas effacée, travaillant mais sans trop réussir pour ne pas écraser son homme, mince mais pas névrosée par la nourriture, restant indéfiniment jeune sans se faire défigurer par les chirurgiens de l'esthétique, maman épanouie mais pas accaparée par les couches et les devoirs d'école, bonne maîtresse de maison mais pas bonniche traditionnelle. »

Elle y introduit cependant un critère racial qui me paraît superflu : dans le monde entier, c'est le même refrain. Certaines sociétés pratiquent la polygamie, les plus riches y accaparent épouses et « deuxièmes bureaux ». Dans les autres, monsieur se livre à une polygamie verticale qui le fait passer d'une épouse à la suivante, ce qui ne l'empêche nullement d'avoir en plus des maîtresses. Autant de foyers monoparentaux, où des mères élèvent seules leurs enfants en essayant du mieux qu'elles peuvent de faire face à tout. Pendant les confinements liés à la pandémie, ce sont elles qui ont le plus souffert, ces mères solos.

Les pères ? Trop souvent aux abonnés absents ! À la rigueur, quand leur progéniture commence à être suffisamment âgée pour partager un match de foot ou un ciné, on les voit revenir dans le jeu. Visionner le dernier Marvel avec le rejeton séduit particulièrement l'homme adulescent, fier de son âme d'enfant. Les plus malins ont compris comment s'exonérer : à les entendre, les mères sont responsables, elles les ont déresponsabilisés en voulant tout gérer elles-mêmes. En les décourageant par leurs reproches chaque fois qu'ils se risquaient à prendre des initiatives, elles les ont incités à se carapater.

Admettons cette super excuse, tout en nous demandant cependant de quelles initiatives il s'agit. Je vous épargne la liste, style petit Nicolas sur la via ferrata. Que les mères s'inquiètent et râlent n'est pas toujours dû à leur sale caractère. La vérité, c'est que du mari « débordé » au père absent, les papas manquent aujourd'hui souvent à l'appel. Maman doit donc tout gérer… sans oublier de rester sexy, sous peine d'être jugée négligée, et donc digne d'être larguée. Le coût de la conjugalité reste élevé. Et celui de la maternité, encore plus.

8.

La stratégie du bonobo

« La sexualité des hommes aura gâché ma vie », me dit une amie, résumant en peu de mots le problème essentiel des femmes. L'appétit insatiable de certains hommes, leur infidélité chronique, leur peur panique de perdre leur virilité. « Si tu veux un homme fidèle, épouse Jésus. En deux mille ans, il n'a trompé personne », proclament les chrétiennes enthousiastes – un peu désabusées par la nature masculine quand même.

La sexualité des hommes. Exacerbée, envahissante, omniprésente. Dans *Reflets dans un œil d'homme*, Nancy Huston écrit que les femmes vivent en permanence sous le regard des hommes depuis que l'humanité existe, que ce regard les catalogue, les conditionne et les menace, mais aussi qu'il les fascine. Elle évoque notre ambiguïté à l'égard de ce regard, qui nous pousse à nous vouloir attirantes, à jouer le jeu de la séduction, quitte à nous infliger une grande variété de supplices, régimes draconiens et affameurs, chirurgie esthétique mutilante, talons hauts si douloureux… Hier, les corsets étouffaient littéralement les femmes, aujourd'hui on attend d'elles des silhouettes filiformes, malgré les maternités et l'âge qui capitonnent les corps. Les Occidentales qui dénoncent la burqa islamiste portent pourtant ce que Nelly Arcan, prostituée québécoise devenue écrivaine, désigne comme leur « burqa de chair » : l'obligation de rester sexuellement attractive et disponible. Jeune femme brillante et désespérée, Nelly s'est pendue à l'âge de trente-cinq ans.

Combien de femmes me confient que face à l'appétit sexuel, jugé insatiable, de leurs partenaires masculins, elles ne passent à la casserole que pour lui faire plaisir, espérant limiter ainsi ses infidélités et acheter la paix du ménage ? C'est ce que j'appelle la stratégie du bonobo, chimpanzé pygmée du Congo qui partage 99 % de son patrimoine génétique avec l'homme et que les chercheurs masculins adorent étudier, car il a fait de la copulation un argument de sociabilité.

La stratégie du bonobo ? Même quand vous êtes crevée, OK pour la galipette. Se montrer réticente n'est jamais un bon calcul. La plupart des femmes en couple, et qui veulent le rester, l'ont compris. Voilà pourquoi, quand, sortant de la salle de bains après une journée de travail harassante, elles découvrent la bougie allumée dans la chambre, elles la jouent bonobo. Les messieurs sont convaincus que les femmes adorent faire l'amour. L'adage dit pourtant que les hommes aiment parce qu'ils couchent et que les femmes acceptent de coucher parce qu'elles aiment. Dans son *Manifeste pour s'affranchir des diktats sexuels*, comme dans sa *Lettre à nos amants foireux*, l'actrice et écrivaine Ovidie dit tout haut ce que beaucoup de femmes pensent tout bas : le sacro-saint rituel de la pénétration n'a pas autant d'adeptes que nos chers compagnons aimeraient le croire. Les femmes s'y résolvent parce qu'il fait partie du contrat. Mais elles attendent souvent que monsieur sombre comme une bûche une fois qu'il a obtenu ce qu'il voulait (comme si l'éjaculation signait dans tous les cas la fin du rapport sexuel) pour aller se finir dans la salle de bains. En soufflant sur la bougie au passage. La stratégie du bonobo serait le corollaire obligé d'une conjugalité qu'on espère durable et fidèle.

Dans *La Femme de trente ans*, publié en 1842, Balzac qualifiait le mariage de prostitution légale. Les choses ont-elles vraiment changé ? De tout temps, les femmes ont consenti aux avances de leur partenaire masculin pour se concilier ses bonnes grâces. Deux sociologues, Myrian Carbajal et Annamaria Colombo, ont théorisé cette acceptation sous le nom de « dette de sexe », montrant que les femmes ont tendance à accepter des transactions sexuelles non souhaitées parce qu'elles considèrent que c'est dans l'ordre des choses, et qu'elles espèrent en retour de leur consentement des avantages matériels et symboliques, tels que protection, tendresse, reconnaissance. Elles savent que s'attacher un homme passe par la relation physique, mais aussi par la réalisation de ses fantasmes, quand bien même ils ne sont pas partagés. C'est ainsi que les femmes consentent à des pratiques qui ne leur procurent aucun plaisir personnel, en espérant ainsi garder les hommes qui exercent sur elles leur emprise.

Croire qu'il suffit d'assouvir les désirs de son partenaire pour se le garder est une erreur. Car l'attrait de la nouveauté s'émousse vite et ses demandes ne font que croître. Même la stratégie du bonobo la plus poussée ne peut suffire à conserver intacte une relation dont le ciment amoureux s'est effrité. Lorsque l'amour s'éteint, l'union s'étiole, c'est la grande affaire de ce nouveau siècle. La fusion des premiers émois épuisée, le couple peut parfois évoluer vers l'attachement, un sentiment profond et calme engendré par les souvenirs communs, l'habitude, la peur de l'inconnu, et surtout l'existence d'enfants que l'on veut protéger. Mais pas toujours. Maintenant qu'elles ont enfin leur autonomie économique, ce sont souvent aujourd'hui les premières épouses qui incarnent la stabilité et la maturité responsables des foyers d'antan. Beaucoup d'enfants, même adolescents, choisissent de retourner vivre chez leur mère, parce qu'ils sont en quête d'un pôle familial stable, d'un point d'ancrage, alors que les pères se montrent volages, instables, perpétuellement en quête d'un nouvel amour. Combien d'actrices connues, de femmes dont le pouvoir de séduction a longtemps été considéré comme indiscutable, avancent aujourd'hui en âge en vivant seules avec leurs grands enfants ? Même la plus belle femme du monde finit par être trompée. Il n'y a pas grand-chose à faire sur la question, sinon une solution radicale, mais à proscrire, que je vous laisse deviner.

Pourtant, la grande majorité des hommes dissocient totalement l'acte sexuel de l'attachement profond et sincère qu'ils portent à leur épouse, et de leur volonté de préserver la cellule familiale. Quand l'épouse trompée leur demande des comptes, ils paraissent toujours tomber des nues, sur le mode : « Mais enfin chérie, ça n'a rien à voir ! Toi, je t'aime. »

Et c'est généralement vrai. Les incartades, « ça ne compte pas ». Mais la plupart des épouses les vivent comme une abominable trahison. Elles s'en rendent malades jusqu'à demander le divorce et affronter le cataclysme des ruptures, qui se produisent généralement à mi-vie, quand on entre dans les quarantièmes rugissants.

Lorsque les couples se forment dans les jeunes années, alors que l'égalité est encore une réalité, combien d'entre nous, croyant nous prémunir, conjurons notre compagnon : « Surtout, si tu dois me quitter, fais-le sans attendre que j'aie cinquante ans ! » Sous le règne d'unions dictées par l'hédonisme, ce genre d'injonction ne sert strictement à rien. Si votre compagnon doit tomber amoureux, et il tombera sans doute amoureux d'une autre, puisque la moitié des mariages se termine aujourd'hui par un divorce, ses serments de jeunesse ne résisteront pas à ce qu'il entreverra comme la possibilité inouïe d'un nouvel amour. Et il vous quittera. Ou vous le quitterez, puisque ce sont trois fois sur quatre les femmes, humiliées et en colère, qui prennent l'initiative de la séparation en cas d'infidélité.

Certaines, croyant conjurer le sort, choisissent la cécité face aux signes avant-coureurs, voire refusent d'admettre une infidélité flagrante, jouant les aveugles pour ne pas avoir à prendre la décision qui s'impose : dire « prends tes affaires et barre-toi » à celui qui a trahi. La plupart du temps, ce sont quand même elles qui finiront par partir, laissant la maison et le standing à l'époux volage.

Sont-elles moins sages que les autres, celles qui ne partent pas, ne claquent pas la porte, endurant en attendant que « ça passe », faisant le gros dos ? Pas forcément : il arrive souvent que l'infidèle revienne, une fois son petit tour de piste effectué. Surtout lorsqu'il prend conscience de tous les ennuis matériels qui l'attendent. Sa grande histoire d'amour vécue, il rentre au bercail, la queue entre les jambes, prêt à toutes les repentances.

L'idée que vivre seule est un échec est si ancrée que beaucoup de femmes sont prêtes à bien des compromissions pour ne pas subir l'épreuve de la séparation. Y compris *épouser un con*, d'après le titre du livre d'Agnès Bouquet : elles préfèrent être mal accompagnées que seules, contrairement à l'adage. Subir un enfer quotidien, mais tenir bon, par peur panique d'être quittées à un âge où la société les considère comme « périmées ». Une issue préférable ? Celles qui ont un mari volage ne sont pas dupes. Elles subissent en silence et intériorisent la méfiance. À force de faire le gros dos, les années passent et monsieur se range. Mme Chirac a gardé son mari après des décennies de tromperies. Un mari diminué, malade, qu'elle a pu enfin régenter, prenant ainsi sa revanche sur une vie d'infidélités. Souhaitons-nous toutes un tel destin ? Supporter chaque jour un mari qui vous a trompée toute sa vie quand il était jeune et fringant, et que vous devez assister sénile et dépendant ?

Pourtant, la thérapeute Esther Perel voit l'infidélité comme l'indispensable carburant du couple. Vécue comme un traumatisme, la trahison ultime, par le partenaire qui la subit, qui se voit soudain jeter à la figure qu'elle (ou qu'il !) n'est ni irremplaçable, ni indispensable, la liaison passagère serait en réalité, quand elle est bien gérée (c'est-à-dire surmontée par le dialogue et l'acceptation), ce qui ranime le désir de celui qui se sentait englué dans l'habitude, et a soudain le sentiment de revivre. Il nous faudrait comprendre, dit-elle, que les infidèles sont plus motivés par ce que la relation secrète, par la passion qu'elle suscite, réveille en eux, que par l'objet de leur désir. Réorienter cette revitalisation vers le couple peut permettre de le refonder, à condition de ne pas tomber dans le ressassement, le ressentiment.

C'est ainsi que certains vieux couples tiennent bon. La valeur de l'attachement et du vivre-ensemble, mais aussi la redécouverte de l'autre évincent la colère et l'humiliation d'avoir été trompé(e). Le ciment des souvenirs communs est suffisamment puissant pour faire repartir la machine. Dans cet esprit de tolérance et de mesure, une romancière danoise, Marina Cecilie Roné, réhabilite le mariage de raison, face au grand mensonge du couple formé sur l'élan amoureux, qui ne peut être qu'éphémère. Pour elle, un couple se construit comme une maison, et nos aïeules étaient finalement moins malheureuses que les jeunes femmes d'aujourd'hui, malgré leurs maris forcément volages.

C'est oublier que les infidèles le restent, et à quel point ils vous rabaissent par leurs mensonges. Préconiser cette forme de tolérance n'est à mes yeux qu'un renoncement à sa dignité et à ses valeurs. Nos aïeules prenaient leur mal en patience, car elles n'avaient pas d'autre choix. Avoir popularisé la figure de la *Veuve joyeuse* dans une des opérettes les plus célèbres ne doit pas être tout à fait un hasard.

Dans les mariages d'amour actuels, le ciment du couple repose sur la confiance, le partage, et donc la fidélité. Une relation que l'on veut fusionnelle, au point que la perte de celui avec qui on a construit sa vie est un effondrement. Il arrive souvent que, privées brutalement de leur époux de toujours, les femmes aient un cancer, un ulcère (« ça me troue le ventre ») et le suivent rapidement dans la tombe. Ou qu'elles sombrent dans la maladie d'Alzheimer, comme si elles ne supportaient pas la violence du réel et se mettaient à « bugger », d'abord réfugiées dans leurs souvenirs anciens, puis de plus en plus absentes à elles-mêmes, jusqu'à s'autodétruire.

Dans *L'Année de la pensée magique*, Joan Didion raconte comment elle a failli devenir folle à la mort subite de son mari. Tout comme Joyce Carol Oates, dans *J'ai réussi à rester en vie*, dépeint l'immense souffrance provoquée par la disparition brutale du sien. Vivre sans le soutien affectif d'un homme à ses côtés lui est impossible. Elle se remarie un an plus tard : la perte irréparable a dû être rapidement réparée. Cette immense fragilité montre combien les femmes sont vulnérables en matière de dépendance amoureuse.

Faut-il absolument concevoir sa vie dans le cadre du couple ? Quel qu'il soit d'ailleurs : les couples homosexuels ne sont pas plus tendres ou respectueux que leurs homologues « cisgenres ». Tromperies, mensonges, voire violence y sont largement aussi répandus. Êtes-vous sûre qu'une existence ne doive pas d'abord reposer sur des valeurs solides, fondées sur l'autonomie, le non-assujettissement au regard de l'autre, l'indépendance de pensée et d'action ?

Et si vivre précocement la séparation ne constituait pas une forme de mithridatisation bienvenue ? Qu'il s'agisse de veuvage ou de divorce, se retrouver seule est toujours une redoutable épreuve, de plus en plus difficile à affronter avec l'âge. Beaucoup d'hommes mettent tout en œuvre pour se retrouver en couple assez rapidement. Quand il s'agit d'une séparation survenue dans les quarantièmes rugissants, leur nouvelle partenaire surgit miraculeusement du chapeau, comme si elle était déjà présente dans le décor, mais attendait juste le moment opportun, même si le discours officiel certifie toujours qu'elle a été rencontrée « après » la sortie de scène de la première épouse. Cette première épouse que le veuf idéalise et que le divorcé accable.

Selon l'écrivaine Claire Marin, qui s'est appuyée sur

les travaux de l'INSEE, une femme sur cinq sombre dans la pauvreté après un divorce, contre moins d'un homme sur dix. Le revenu de complément du couple, celui de madame, est devenu son revenu principal. Et les séparées galèrent. À se reconstruire un lieu de vie quand monsieur a gardé la maison. Qu'il prétend avoir payée seul, puisque les revenus de sa femme, toujours inférieurs, étaient consacrés aux dépenses domestiques. À s'occuper des enfants, qui partent en vrille ou renient leur mère, fascinés par la nouvelle, si belle, drôle, séduisante. À retrouver un équilibre économique, surtout quand elles avaient mis leur carrière entre parenthèses pour leur famille.

Bref, à retrouver un équilibre tout court, alors que la colère, la souffrance, le sentiment de s'être fait berner, la perte d'une grande partie des amis et la disparition de la belle-famille (pour qui l'ex cesse d'exister à peine la séparation actée, même quand elle a accueilli et nourri tout le monde pendant des années) se liguent pour faire des années post-divorce un immense gâchis, qui abîme plusieurs années de vie.

9.

Impossible guerre de Troie

Divorcée, séparée, veuve. Bref, seule. Le sort de millions de femmes sur la terre. Le bien nommé démon de midi a transformé le *bonus pater familias* en caniche relooké d'une lolita. Ou bien, il lui est arrivé un gros pépin qui vous a laissée seule sur le bord du chemin. Veuve, c'est terrible, mais presque mieux au fond – je demande pardon aux veuves, car leurs souffrances sont infinies, mais au moins, peuvent-elles regretter le cher disparu en le parant de toutes les vertus, le hisser sur le piédestal des souvenirs sélectifs. Séparée, c'est plus compliqué : il parade sous votre nez, une créature sublime à son bras. D'autant plus sublime qu'elle sort du lycée et ne fait rien de ses journées, elle, sinon soigner son look.

Vous aussi, vous l'avez rencontré au lycée ou à la fac, le prince charmant. Vous aviez vingt ans tous les deux, il n'était pas question pour vous de ne pas bûcher. On s'était suffisamment battues de ce côté-là.

Égalité, égalité. Même avec les gosses et, les statistiques sont formelles, quatre heures de boulot en plus chaque jour, lié aux enfants et aux tâches ménagères.

La nouvelle, on attend juste d'elle qu'elle soit belle. C'est son job. Et elle est d'autant plus belle qu'elle est jeune. Très jeune. Vous aussi, vous étiez super belle quand vous étiez jeune, mais bon, vous vous êtes pris trente ans dans le pare-brise. Au mieux, vous êtes bien « pour votre âge ». Au pire, vous avez trimé toute votre vie en pensant que le physique n'était pas la première chose qu'on attendait d'une femme au début du XXIe siècle, qu'il était plus important de bien élever ses enfants, de soutenir son mari et de veiller à marcher droit. Erreur ! « Avec sa gueule, pas étonnant qu'il se soit tiré », voilà ce qu'on dit de ces quinquas que la vie a malmenées et qui se battent courageusement pour recoller les morceaux.

Une femme, ça doit être nickel. Ventre plat, fringues au top. Minces, surtout. Refaites évidemment, mais ça ne doit pas se voir. Sinon, gare ! « Vous la verriez de près… C'est atroce. » Mais alors, quelle issue ? Traiter de pitoyable une Madonna qui tente de repousser les stigmates de l'âge, juger indécent le comportement d'une quinqua qui, à la Demi Moore, s'affiche avec un *toy boy* avant de se faire larguer, se moquer de la mamie qui épouse un dandy, même garagiste, comme Elizabeth Taylor, c'est juste accepter une misogynie institutionnalisée.

Bref, vieille, ça déclasse. Ou alors, il faut ramer. « Un *full time job* », comme l'explique un éditeur connu, beau séducteur patenté aux tempes argentées. Mais qui s'est quand même fait piquer sa compagne par son fils lors d'un mémorable week-end à Marrakech. Avant que le fils en question ne voie la belle s'envoler pour séduire le roi du moment. Le vieux beau, le prince charmant, l'attrait du pouvoir, l'ordre immuable de la séduction fut respecté. Et chacun a donné sa version de l'histoire dans un livre, y compris le prince charmant, jugeant ne pas avoir été suffisamment aimé.

« *Full time job* ». Même celles qui ont eu une tripotée de gamins (la famille Ricoré, les papas adorent… en photo) doivent arborer une silhouette juvénile, obtenue en s'affamant constamment. Expliquez-moi juste en quoi le calcul est payant : si un homme ne s'intéresse à une femme que pour son physique, pourquoi irait-il chercher une quinqua, alors que des milliers de trentenaires éclatantes jouent des coudes sur le marché pour essayer de se caser ? La bataille est perdue d'avance. Et elle est un peu pathétique, non ?

Vous réalisez assez vite que votre situation pose un problème aux amis. Il y a ceux qui vous évitent, car ils ne savent pas trop comment compatir. Ils n'osent même plus vous demander des nouvelles. Sont presque surpris de vous croiser encore dans les parages.

« Ah, mais vous vivez encore là ? (*ton gêné*)

– Ben oui. Pourquoi ?

– Non rien, je pensais… Non rien. »

Ils n'osent pas formuler qu'ils vous croyaient reléguée dans un HLM en lointaine banlieue, avec les gosses. L'ex conserve généralement le train de vie (dont il fait bénéficier la nouvelle). La femme, le train. Pour aller au boulot.

Bref, vous avez perdu de vue l'essentiel des connaissances communes. Toutes les femmes séparées font le même constat : perdre son mari, son compagnon, c'est voir s'évaporer les amis du couple, tous les prétendus bons copains, qui oublient aussitôt l'ex répudiée et accueillent la nouvelle élue comme si elle avait toujours fait partie des meubles (vos meubles en général). Le réseau relationnel accuse un sérieux trou : la vie sociale est conçue pour les couples. Auxquels se greffent, à titre d'ornement, les vieux loups de mer, qui font fantasmer les ménagères. Vous inviter à dîner, vous, femme libre et divorcée ? Quelle horreur ! N'allez-vous pas aussitôt flirter outrageusement avec ce mari formidablement sexy qu'elles ont pu garder (et donc rester en vie, comme Joyce Carol Oates) ? La bonne épouse n'invite pas non plus une lesbienne, de peur, c'est bien connu, qu'elle se jette sur toutes les femmes présentes, comme toutes les lesbiennes. Et si vous êtes conviée, c'est qu'on vous a mis comme voisin de table, non pas le loup de mer (il est à la droite de la maîtresse de maison), mais le vieux gars incasable, espérant faire ainsi une double bonne action. Vous n'allez pas faire la difficile, en plus ?

Inviter une femme solo, c'est donc toujours un problème pour les épouses. Imaginez que leur mec se mette en tête de la draguer ! Il ne faut pas attirer la poisse. Quoiqu'elles soient persuadées en leur for intérieur que jamais pareille mésaventure ne risque de leur arriver : vous êtes quand même un peu responsable de votre sort. Vous résistez à la tentation de leur apprendre que vous avez croisé leur cher et tendre au bras de sa ravissante secrétaire – attachée de presse – stagiaire, barrer la mention inutile. Des mois que ça dure, tout le monde le sait, sauf la principale concernée. Vous connaissez la règle : « Moi, dans les histoires de couple, je ne prends pas parti. »

Ne pas prendre parti, c'est élégant : il faut toujours rester neutre. D'un côté, un mec riche et connu, qui s'est tiré avec une gamine. De l'autre une mère de famille qui élève seule les gosses en tentant de joindre les deux bouts. Face aux couples qui se fracassent, comme aux guerres et aux génocides, soyons neutres. Tous aux abris.

Donc, n'attendez pas de compréhension, mais refusez aussi la compassion, qui englue et rabaisse. Non, vous n'êtes pas une victime : vous avez retrouvé votre liberté. Et ne battez pas votre coulpe quand vous vous penchez sur les années écoulées : vous n'avez pas démérité. Tout ce qu'on attendait de vous, vous avez essayé de le faire, du mieux que vous pouviez. Vous pensiez d'ailleurs sincèrement avoir été bonne en tout. Vous avez servi de bonne surtout.

Mais laissez tomber la rancœur, l'acrimonie, le ressentiment. Chassez le cafard, la morosité, l'agressivité. Ne devenez pas une personne dont les autres épouses se méfient, comme si le malheur était contagieux, et la délaissée prête à fondre sur n'importe quel mâle qui passe à sa portée, une économiquement faible gênante qui encombre les réseaux de la conjugalité. Ne prêtez pas le flanc à la suspicion d'être une semeuse de chaos. Une aigrie. Une pleurnicheuse.

Protester, se battre ? C'est se faire qualifier d'hystérique ! « Hystérique. » Le mot préféré de ceux qui n'ont pas encore réussi à se débarrasser du freudisme. « Hystérique. » Une régurgitation mal comprise et mal digérée des théories d'un type qui reconnaissait lui-même n'avoir jamais rien compris aux femmes, instaurant la vision d'éternelles frustrées en proie à leurs névroses obsessionnelles par manque de pénis. Seule, vous faites peur. Mégère. Une emmerdeuse.

« Il a bien fait de se barrer, son mec ! » À tenir à distance, des fois que le malheur soit contagieux...

Sortir de ses gonds n'est jamais bien perçu. Une femme est douce, délicate. Toujours polie. Cette éducation favorise d'ailleurs les abus sexuels commis sur les petites filles et les très jeunes femmes, à qui on a seriné qu'il ne fallait pas vexer les gens... Une femme ne sort pas les griffes sous peine de se muer en virago. Dans *Le Pouvoir de la colère des femmes*, Soraya Chemaly montre qu'une femme qui s'emporte apparaît toujours comme agressive, aigrie. Elle transgresse les normes du genre, suscite l'aversion. Une femme est une jolie princesse, qui doit se muer en épouse charmante, puis en mamie gâteau. Sortir du schéma, c'est dérailler. Dans le cadre professionnel, la femme qui s'emporte est « jugée hostile, irritable, désagréable, incompétente ». Combien de femmes arrivées à de hauts postes sont disqualifiées et mises sur la touche par des hommes qui les accusent d'« autoritarisme » ? Les hommes ont de l'autorité, les femmes font de l'autoritarisme. Tellement classique !

Never explain, never complain. Ne rien expliquer, ne jamais se plaindre. Cette maxime de la famille royale britannique, à l'initiative de la reine Victoria à la cour d'Angleterre, devrait être notre règle de vie. Essayer d'étaler vos infortunes ne servira qu'à faire le vide autour de vous. Pire, vous plaindre, accuser la rivale, vous discrédite : adopter une posture vengeresse, vindicative, vous mue en femme répudiée, en mégère accusatrice. Et voilà que se profile l'image de la sorcière condamnée à vieillir seule, le nez crochu et la verrue sur le menton, chevauchant son balai en ricanant…

Sorcière. Cette figure bien connue de la femme âgée, repoussante et effrayante, c'est le double inversé de la sirène, séduisante, mais tout aussi menaçante. Dans les deux cas, la puissance féminine est vue comme un danger pour l'ordre du monde. Patriarcal bien sûr. Dans son livre *Sorcières*, Mona Chollet évoque ces bûchers qui ont tué des milliers de femmes dans l'Europe du Moyen Âge tardif et de la Renaissance. Ils n'ont pas cessé aujourd'hui dans certains pays, Nigeria, Papouasie ou Inde du Nord, là où les femmes âgées et seules, surtout quand elles détiennent un savoir médical, peuvent être accusées de pratiques démoniaques, bannies, torturées, brûlées vives. Dans les sociétés restées traditionnelles, où la médecine moderne manque à l'appel, ces femmes qui font office de sages-femmes, de soignantes, de rebouteuses, sont perçues comme dangereuses pour les pouvoirs en place.

L'âge confère ainsi aux femmes une puissance et une connaissance de la vie qui effraient bien des hommes. Leurs habituelles stratégies de conquête et de séduction deviennent inopérantes face aux puissantes matrones qui ne s'en laissent plus conter. Elles ont perdu tout intérêt pour eux sur le marché de l'échange sexuel pour ne plus devenir que des rivales dans l'accès aux postes et au pouvoir. Telles ces mamas Benz d'Afrique de l'Ouest, ainsi nommées car, redoutables commerçantes dont les réseaux s'étendent jusqu'en Chine, elles ont les moyens de s'offrir des Mercedes.

Que faut-il préférer ? Mariée et cocufiée sans vergogne ? Ou seule ? Faute de pouvoir affronter ce terrible dilemme, certaines optent pour l'issue la plus tragique : s'effacer. J'ai bien connu la délicieuse femme d'un ex-ministre qui s'est donné la mort après une séparation. Sa propre mère l'a retrouvée pendue. Elle laissait des gamins en bas âge. Une femme qui se suicide en ayant des enfants, c'est qu'elle souffre au-delà du supportable. Tout le monde a envoyé ses condoléances au pauvre mari. Dépressive, bien sûr, sa femme. Et l'histoire a vite été étouffée.

Quand des hommes se retrouvent dépossédés de leur compagne, ils déclarent la guerre de Troie. Des milliers de morts. *L'Iliade*, deux millénaires après, toujours le même succès. Car les héros sont éternels, n'est-ce pas ? Ménélas veut retrouver Hélène. Un noble et juste combat. Mais si Ménélas largue

Hélène, devenue quinqua, pour... disons Shéhérazade (mélangeons un peu les genres), pas de guerre de Troie. On s'ébaudit : « Comme elle est belle, cette Shéhérazade ! Il a tellement raison, le vieux Ménélas. Franchement, elle a fait son temps, Hélène. »

Bon, et si Cléopâtre était venue piquer Ménélas (je mélange encore les genres, mais c'est pour que vous compreniez bien le topo) et qu'Hélène avait voulu affréter une armée pour le récupérer, son salopard de Ménélas, vous croyez qu'il aurait pu y avoir la guerre de Troie ? Des monceaux de cadavres sur les champs de bataille, des villes brûlées, et un cheval devenu mondialement célèbre ?

Vous plaisantez ! Elle aurait juste alimenté la rubrique faits divers : « Qu'est-ce qui lui prend, à cette folle d'Hélène ? Tout le monde a bien droit à l'amour, non ? » *Carpe diem.*

Et Pénélope censée attendre son coureur d'Ulysse pendant vingt ans, après avoir tenté de se suicider par désespoir, Pénélope, défaisant la nuit l'ouvrage qu'elle tisse le jour, pour décourager les prétendants qui se bousculent au portillon, on se moque de qui, là ? Peut-être que Pénélope se sentait peinarde, sans son agité du bocal au domicile. Ou peut-être qu'elle préférait garder 129 prétendants à sa porte plutôt qu'en élire un qui allait lui pourrir la vie. Arrêtons avec ces mythes qui nous renvoient toujours au statut de conne ou de proie !

À des journalistes qui demandaient à Melania Trump si elle se serait mariée avec Donald s'il n'avait pas été riche, elle aurait répondu : et vous, croyez-vous qu'il m'aurait épousée si je n'avais pas été belle ? L'histoire est vieille comme le monde. Vous vous êtes pris un tsunami dans la figure, mais vos amis ont du mal à trouver le ton juste. Ce n'est pas un deuil quand même (en fait, si, mais qui n'est pas reconnu socialement). Et puis, c'est forcément un peu de votre faute. Avouez que vous l'avez bien cherché. Virago, hystérique, excitée… les mots fatidiques se profilent en filigrane. D'autant que pour justifier son attitude, l'ex vous soigne derrière votre dos.

Quelques années difficiles vont s'ouvrir dans votre existence. Une séparation à mi-vie est une amputation. Certaines femmes souffrent tellement qu'elles entrent en dépression, ou déclenchent des cancers, comme si leur organisme préférait s'autodétruire que se résoudre à une vie solitaire. D'autres (ou parfois les mêmes) basculent dans le grand bazar des rencontres en ligne, réactivant aussi au passage le vieux carnet d'adresses, pour savoir ce que sont devenus les amours de jeunesse. Il leur faut damer le pion à l'ex, vite lui trouver un remplaçant, en espérant le rendre jaloux. La stratégie est rarement productive : les amours de jeunesse sont casés ou incasables ; quant à l'ex, il n'attend qu'une chose : vous voir en couple pour pouvoir enfin déculpabiliser.

Applis de rencontres obligent, le monde de la séduction est devenu un vaste marché *open bar*, un immense zapping permanent. Les relations amoureuses ressemblent désormais à des *food court*, vous savez, ces temples de la *fast food*, très en vogue dans tous les *malls* du monde, où vous pouvez choisir de manger libanais, chinois, grec, américain, indien… mais toujours de la malbouffe, vite avalée, vite oubliée. Dans cet univers digitalisé (je parle d'Internet), les partenaires d'un jour peuvent cesser du jour au lendemain de se donner des nouvelles. Ceux qui pratiquent le *fishing* mènent parallèlement plusieurs histoires en ligne pour voir laquelle aboutit. S'ils font une touche, ils se concentrent sur elle, en laissant les autres de côté pour le moment, voire en interrompant brutalement une relation qui a cessé de les intéresser. Les jeunes appellent ça *ghoster* : le *chineur* (dragueur) *matche* (jette son dévolu) sur quelqu'un, le rencontre lors d'un *date*, *ken* (a une relation sexuelle), puis *ghoste*.

Rencontrer « quelqu'un de bien », comme le chante Enzo Enzo, dans ce vaste supermarché devient compliqué. Pas impossible, mais compliqué. Il faut connaître les codes et savoir que les ego peuvent être sacrément malmenés. Se montrer insistant peut facilement vous conduire à vous faire bloquer. On ghoste sans hésiter le partenaire qui ne convient pas, c'est la règle du jeu. Et pour certains même, tu cliques, tu niques, tu ghostes. Romantique, non ?

Pourtant, il arrive aussi, dans ces rencontres décidées sur la foi d'une photographie ou d'un profil (les plus expérimentées, ou échaudées, exigent qu'ils soient *récents*), que de belles surprises surviennent. Beaucoup batifolent, mais certains cherchent l'âme sœur. De plus en plus fréquentes, les unions tardives se montrent plus sages et bienveillantes que les engouements de jeunesse. L'adage mariage pluvieux, mariage heureux est devenu mariage plus vieux, mariage heureux. Dans les couples tardifs, c'est la simplicité de la maturité qui prévaut.

L'immense bazar des rencontres en ligne, parce qu'il met en contact des univers qui, hier, ne pouvaient s'atteindre, peut ainsi déboucher sur des relations durables : des couples se forment, passent quelques mois à se tester mutuellement, avant de s'installer ensemble. Les applis de rencontres sont devenues l'équivalent planétaire des bals de village, qui permettaient hier aux jeunes ou aux moins jeunes de trouver leur partenaire.

À condition de savoir échapper aux chineurs, qui jettent leur filet tous azimuts, sautent sur tout ce qu'ils remontent, consomment, et vont voir ailleurs en ayant économisé le prix d'une relation tarifée. Certains de ces consommateurs effrénés sont particulièrement grossiers : combien de jeunes femmes, acceptant le principe d'une rencontre, tout en précisant avec honnêteté qu'elles ne sont pas disposées à s'allonger immédiatement, se voient rétorquer : « Alors, pardonne-moi, mais ça ne m'intéresse pas. » Imaginez ce que peut ressentir une jeune femme face à un tel camouflet !

Tout se passe en effet comme si la libération des femmes avait d'abord été celle des hommes. La révolution des mœurs issue de Mai 68, au lieu d'améliorer leur sort, les a précarisées. Beaucoup d'entre elles peinent à trouver ce « quelqu'un de bien, à qui l'on tient », pour construire une relation durable. Vous allez me trouver terriblement déprimante, mais le fait que les femmes soient de plus en plus diplômées leur complique la tâche, du moins si elles veulent trouver un partenaire de leur niveau socioculturel.

Cette élévation sociale des femmes, leur revendication d'autonomie et de liberté ont leur corollaire : la marginalisation de toute une catégorie d'hommes qui restent seuls, parce qu'ils n'ont pas le niveau éducatif jugé acceptable, parce qu'ils n'entrent plus dans les codes de la séduction actuels, ce qui mue certains d'entre eux en ces inquiétants *incels (involontary celibates)*, pétris de rancœur et d'agressivité, haïssant le féminisme, rendu responsable de leur célibat. Aux États-Unis, les *Angry white men*, identifiés par le sociologue Michael Kimmel, fondateur de la revue *Masculinity*, vivent dans une culture du ressentiment, déplorant à la fois les revendications des minorités raciales et sexuelles et la perte des valeurs morales traditionnelles de l'Amérique profonde. Les réseaux sociaux leur permettent de se fédérer et d'exprimer leurs frustrations et leur haine, des femmes, des homosexuels, des Noirs. Les plus extrémistes se livrent à des fusillades collectives meurtrières dans des lieux publics ou fréquentés par des femmes. De nombreuses études sur les applis de rencontres montrent que seuls 20 % des hommes attirent 80 % des femmes. Ces 20 % n'ont que l'embarras du choix et papillonnent. Les autres galèrent.

Cette terrible statistique permet de mieux comprendre pourquoi de nombreuses femmes, belles, intelligentes, drôles et pleines d'attrait, ne peuvent pas mathématiquement trouver un partenaire de leur niveau. Soit elles consentent à rabattre leurs prétentions en s'appariant à un homme considéré comme peu séduisant, mais censé présenter d'autres qualités, comme dans *Riquet à la houppe*, soit elles font le choix de rester célibataires, plutôt que de prendre le risque de donner à des partenaires de second choix la possibilité de croire qu'ils ont des droits sur elles.

Les attitudes possessives les insupportent. Beaucoup finissent par renoncer, préférant vivre seules que mal accompagnées, comme le dit l'adage. Les travaux de la philosophe Claire Marin montrent que quinze ans après une rupture, trois hommes sur quatre ont retrouvé une compagne, mais qu'une femme sur trois reste seule. Et que les femmes de plus de 45 ans ont cinq fois moins de chance de reformer un couple que celles de moins de 35.

Entre les trentenaires en quête du prince charmant et les quinquagénaires remises sur le marché par une rupture conjugale, le nombre de femmes disponibles a explosé en Occident, d'autant qu'un cinquième environ des hommes, dans les métropoles en tout cas, peuvent vivre librement leur homosexualité. Dans les grandes villes, le marché est donc très déséquilibré en défaveur des femmes, tandis que, dans les campagnes, les occasions de rencontre manquent pour nombre d'hommes seuls.

Les femmes paient finalement un coût exorbitant leur émancipation, aussi incomplète que chèrement acquise. Car même en Occident, et on pourrait même dire surtout en Occident (ce que ne se privent pas de proclamer les anti-Occidentaux continuant à revendiquer les mécanismes de sujétion anciens, qui, affirment-ils, protégeaient les femmes), elles continuent dans la réalité à porter tous les fardeaux du passé, obligations domestiques, maternité, représentations infériorisantes, tout en assumant de nouveaux fardeaux, emplois à l'extérieur, obligations d'autonomie et de séduction… et désengagement des hommes.

10.

Quand papy redevient papa

« Être grand-père ne m'ennuie pas du tout. Ce qui m'ennuie, c'est d'être marié à une grand-mère. » Connaissez-vous cette phrase insupportable de muflerie de Groucho Marx, comédien disparu il y a un demi-siècle, et qui aurait eu du mal aujourd'hui, étant donné sa tronche, à *matcher* sur les réseaux sociaux ? Même le type le plus repoussant peut se montrer condescendant. L'inégalité fondamentale entre les sexes reste sociale avant d'être biologique.

Pour une femme aujourd'hui, c'est entre quarante-cinq et cinquante-cinq ans que tout se gâte. Hier, c'était vingt ans plus tôt : il fallait se marier avant vingt-cinq ans pour ne pas « coiffer Sainte-Catherine ». Les quadras le sentent : petit à petit, le regard que les hommes portent sur elles change. Comme si elles commençaient à s'effacer, à devenir transparentes. Bien sûr, des quadras irrésistibles, nous en connaissons toutes. Mais il est plus facile d'être très belle au naturel à trente ans, même au saut du lit – encore le syndrome Cendrillon, sublime en haillons – que dix ans plus tard. Celles qui ne s'en rendent pas compte et continuent de jouer sur la séduction sont ridiculisées, comme si leur comportement était honteux, déplacé. Sauf quand elles l'assument ouvertement et en rajoutent, ce qui leur vaut alors le qualificatif de *cougar*, guère plus flatteur, puisqu'il évoque le fauve affamé de chair fraîche.

Ce déclin social et physique de leur compagne, en tout cas ce qu'ils perçoivent, eux, comme un déclin, certains hommes le vivent mal : eux se sentent si jeunes encore et ont si peur de vieillir ! Certains entrent ainsi dans l'adulescence, la crise d'adolescence du quadra. Ils fréquentent assidûment les amies de leurs enfants adolescents, ressortent leurs vieux vinyles, arborent blousons de cuir et petit pull noir (col roulé quand les rides du cou sont à masquer), une barbe de trois jours. Et même un bracelet brésilien au poignet, cet accessoire indispensable du look « jeune » soigneusement étudié. Et censé permettre la réalisation de trois vœux, que l'on peut aisément deviner : retrouver sa jeunesse, séduire les gamines, et acheter une Porsche Cayenne – électrique : si t'es pas écolo aujourd'hui, t'es juste un gros beauf. Et le miracle opère ! Le bracelet magnétise effectivement les jeunes femmes en quête d'un papa de substitution, à la fois mûr, protecteur, séducteur. Et qui roule dans un aspirateur à minettes.

Cette décennie qui les amène vers leur soixantième année est la plus difficile à vivre pour les femmes (avec celle des trente ans, pour celles qui l'abordent encore célibataires ou déjà divorcées, la peur au ventre de ne pas trouver chaussure à leur pied, alors que les copines sont déjà toutes en train de faire leurs premiers bébés). La santé des parents commence à décliner, les enfants adolescents rêvent de partir, et professionnellement, on réalise qu'il va falloir accepter, peut-être, de n'avoir pas su réaliser ses rêves. Tout se ligue pour vous ficher le moral dans les chaussettes.

Et là-dessus, il y a le mari, le compagnon, qui commence à prendre la tangente, l'air de rien. Multipliant les reproches (« tu te laisses aller, ma vieille », alors que cette période-là est justement, pour des raisons hormonales, la plus difficile pour mincir), commençant à lorgner ailleurs, la tête tournée par la reconnaissance professionnelle qui arrive enfin, avec un salaire qui monte, des responsabilités qui justifient de beaucoup déserter le foyer familial. Et de faire des rencontres…

Celui avec qui vous pensiez vieillir sereinement choisit une autre route. C'est généralement dans cette période troublée, propice aux remises en question, que votre compagnon fait une rencontre qui lui rend soudain sa jeunesse. Non pas qu'une traîtresse gourgandine soit venue jouer les démons tentateurs, comme les épouses aimeraient le croire pour lui faire porter le chapeau, mais parce que votre chère moitié a déjà commencé à prendre la tangente, ce qui le rend très réceptif aux opportunités. Celui que vous preniez pour votre alter ego s'offre ainsi le luxe d'une vie recommencée, comme si la vôtre, ensemble, n'avait jamais existé. Quelques décennies de vie commune sont abolies par la magie d'une renaissance. Qui ne vous concerne pas, hélas.

Un sale moment à passer, toujours : celui que vous aimiez est devenu un étranger. Il vit dans un autre monde, dont vous ne faites plus partie. *La Première Épouse*, titre du récit si éprouvant de Françoise Chandernagor, raconte cette séparation brutale et humiliante après vingt-cinq ans de vie commune et quatre enfants, d'une femme brillante qui se retrouve soudain « en deuil de son mari vivant ».

Quand les vies se sont tellement allongées, le premier couple a du mal à tenir la distance. Et puis on manque d'expérience. On projette sur l'autre un idéal, et, quand l'idéal se fissure, au lieu d'essayer de comprendre les motifs de l'insatisfaction de l'autre pour tenter de réparer, bref de la jouer kintsugi, on fait exactement l'inverse : on se met en colère, on tente à tout prix de faire rentrer le cube cabossé qu'est devenu le couple dans le merveilleux cercle initial. On force, on s'énerve, on crie. Il faudrait, pour protéger une relation, considérer que l'autre n'est pas acquis. Ne pas multiplier les crises pour tout et n'importe quoi. Apprendre à respecter celui ou celle avec qui on vit. Conserver cette capacité d'admiration et d'émerveillement que certaines femmes cultivent toute leur vie avec leur mari, écoutant indéfiniment les mêmes plaisanteries (éculées et nulles bien sûr) avec bienveillance, et s'esclaffant même, comme si elles les entendaient pour la première fois. Cette capacité qui vous a manqué, parce que vous vous sentiez trop exaspérée, trop fatiguée, trop trompée, rassurez-vous : celles qui vous suivront sauront la mettre en œuvre pour apaiser l'ego du mari ulcéré. Le guerrier aura enfin droit à un repos bien mérité auprès de celle appelée à devenir l'infirmière de ses vieux jours.

Un couple, c'est comme le vélo : ça s'apprend. Malheureusement, on consulte le tuto trop tard, quand on a déjà enlevé les petites roues. Et qu'on s'est cassé la figure. Peu de couples inexpérimentés ont la sagesse de mettre en pratique les principes d'une cohabitation durable, pacifique et épanouie. Ce qu'on appelle aujourd'hui le *pair-care* : prendre soin de son couple comme on prend soin de soi. Être attentif à l'autre, tolérant, attentionné. Pratiquer une sorte d'égoïsme à deux, en s'isolant ensemble, en prenant le temps de se parler et de s'écouter.

Et les reproches se multiplient. Les petites maniaqueries du début, celles qui vous attendrissaient et que vous trouviez charmantes, vous exaspèrent à présent, comme d'intolérables tics. Nous connaissons toutes les lamentations des épouses lassées, ce sont les nôtres : l'autre ne s'est pas corrigé, il n'a tenu aucun compte de vos attentes, ce qui vous épuise et vous rend acariâtre. « On dirait qu'il fait tout pour me pourrir la vie. » Chacun projette sur l'autre ses frustrations, le rend responsable de ses échecs. Et tout, bien sûr, finit par exploser. Tandis que surgit providentiellement à l'horizon la nymphe qui ravira votre vieux prince, ripoliné par ses yeux énamourés. Une sirène au chant forcément pernicieux, à qui vous préférez donner un autre qualificatif, qui commence aussi par *s*.

Tant de femmes acceptent de suivre cet itinéraire cahoteux ! Il produit toute une littérature de la désillusion, abondamment pourvue en romans étincelants, que les femmes troquent entre elles avec une délectation morose, en même temps que les manuels consacrés aux pervers narcissiques. Dans le *Cœur synthétique*, Chloé Delaume met en scène Adélaïde qui, confrontée à sa réalité de quinquagénaire devenue invisible, se rabat sur un amant laid, Martin, avec la consolation d'avoir opté pour un « monstre gentil ». Elle découvre alors qu'être laid ne confère aucune grâce intérieure à Martin. Au contraire. Dès lors qu'Adélaïde est conquise, « petite amie fidèle qui ne bougera plus », il se montre de plus en plus désagréable et blessant, allant jusqu'à lui reprocher, malgré son estomac extrêmement rebondi, d'avoir grossi. Mufle, jouisseur, égoïste et capricieux, Martin les cumule.

Dans *La Femme de Gilles* de Madeleine Bourdouxhe, publié en 1985, traduit dans le monde entier et adapté au cinéma, Elisa, qui attend son troisième enfant, aime passionnément son mari, Gilles. Mais il tombe amoureux de Victorine, la jeune sœur d'Elisa, et en est comme envoûté. Pour ne pas le perdre, Elisa choisit de devenir sa confidente attentionnée, en espérant qu'il se lasse. C'est Victorine qui finit par jeter son dévolu sur un autre homme, rendant Gilles fou de douleur. Elisa comprend alors qu'elle ne pourra pas « repeupler ce cœur vide ». Et se donne la mort.

Sympa, le dénouement, non ? Ces suicides d'épouses délaissées habitent le cinéma, la littérature, la mythologie. Comme si les femmes ne pouvaient pas vivre sans l'amour masculin. Il y a aussi la version *Un été sans les hommes* de Siri Hustvedt. Un groupe de femmes seules de tous âges se retrouve dans une grande maison de la côte est pour savourer l'été ensemble. La narratrice, Mia, vient d'être quittée par son mari, Boris, pour une jeune femme évidemment, ai-je besoin de le préciser. Un livre de la reconstruction ? Pensez-vous ! Dernière phrase du roman : « Laissez-le venir à moi. » Paroles de Mia quand la voiture de Boris, venu retrouver sa femme, s'engage dans la cour. Pour l'écrivaine (mariée dans la vraie vie à un écrivain célèbre), point de salut hors du retour, tel l'enfant prodigue, du mari volage.

La vérité est bien différente. Les couples qui se reconstituent après une séparation sont rarissimes. Ou alors ils le font pour des raisons fiscales. L'homme qui a cessé d'aimer n'aimera plus. Sauf si l'infidélité n'était qu'un coup de canif dans le tissu conjugal pour en éprouver la résistance : pardonner et tendre les bras, comme le préconise Esther Perel, fait alors repartir la machine. Mais s'il en a assez, vous pouvez faire des scènes ou bien jouer la tolérance, dans tous les cas, c'est fichu. Et si votre seule planche de salut dans la vie est ce couple-là, autant dire que la période qui s'ouvre sera abominable.

Il faut absolument que les femmes sortent de ce schéma. Qu'elles s'émancipent de la dépendance affective à laquelle elles ont été conditionnées, ne percevant leur compagnon comme une sorte d'indispensable béquille dont la disparition les fait chuter. D'autant que démographie et biologie obligent, elles finiront de toute façon leurs jours seules. Pourquoi ne pas leur donner les moyens dès leur jeunesse de s'assumer sans compter sur un homme ? Il faut s'affranchir des fantasmes de protection. Même en pleine emprise amoureuse, les femmes doivent toujours veiller à conserver leur libre arbitre. Elles acceptent trop souvent de s'aliéner elles-mêmes et d'entrer dans des logiques de possession. Pour vivre heureux, vivons l'instant, mais ne posons pas les questions dont nous n'allons pas aimer les réponses. Ou qui obligeront l'autre à mentir. Tu m'aimes ? Tu es fidèle ? Jure-moi que tu m'aimeras toujours. Les phrases à ne JAMAIS prononcer !

Mais si vous l'avez fait, et que l'on vous a répondu par l'affirmative, ne gâchez pas votre plaisir. Montrez-vous touchées, heureuses, reconnaissantes… mais restez méfiantes. Ne misez pas tout sur des déclarations dont la date de péremption, certes inconnue, n'en reste pas moins bien réelle. Pensez à Jacques Chirac et à ses promesses, qui n'engagent que celles qui y croient, pas celui qui les formule. Et à Jacques Prévert : « Je suis allé au marché aux esclaves et je t'ai acheté de lourdes chaînes, mon amour. »

Et n'oublions pas que le sous-titre de *Sorcières*, le livre de Mona Chollet est *La Puissance invaincue des femmes*. La puissance des femmes, c'est leur formidable capacité à résister, à se reconstruire, à réenchanter leur monde. La rupture offre d'abord l'opportunité de se réinventer, de réécrire sa vie.

Divorcer, se séparer, c'est échapper à la sujétion masculine et redevenir maîtresses de sa vie. Pour toutes celles qui n'en pouvaient plus d'être rabaissées au quotidien, dévalorisées, instrumentalisées, un soulagement immense, le sentiment d'une libération, l'impression d'être en vacances. Faut-il vraiment regretter de ne pas vieillir avec un être prêt à renier trente ans de votre vie pour remonter l'escalator à l'envers ? Il est inutile de lutter contre des hommes qui privilégieront toujours le physique !

Comme si la douleur de la rupture ne suffisait pas, le vieil époux se sent toujours obligé de refaire des enfants : la première portée, dont il s'est pourtant bien peu occupé, ne suffisait-elle pas à son bonheur ? À l'entendre, il ne peut pas décemment priver sa jeune épouse de cette joie. Certains font même semblant d'être penauds de connaître pareille mésaventure, comme si on leur avait fait un bébé dans le dos. En réalité, ils exultent d'afficher leur virilité intacte au reste du monde.

Et les voilà qui paradent avec leurs nourrissons. Retourner avec leur charmante moitié chez le pédiatre et à la maternelle, quel ravissement ! La première portée, ils n'avaient pas le temps. Ceux qu'on appelle, charmante expression, les enfants du premier lit, découvrent, effarés, ces bébés issus de leur propre père et d'une belle-mère certes adorable et pleine de bonne volonté, mais qui pourrait être leur sœur. Incroyable apanage masculin : côté paternel, une génération a sauté. La nouvelle épouse a le même âge qu'eux ! Leurs demi-frères et sœurs pourraient être leurs enfants. Sauf que Papy, lui, est resté papa. Et qu'il ne veut surtout pas que ses petits-enfants l'affublent d'un qualificatif aussi désobligeant. Être à la fois père et grand-père en ayant poussé mémé dans les orties, quel pied !

Les supposées mémés assistent, médusées, à la métamorphose. Il faut avoir le cœur bien accroché pour vivre cette période. Quand l'ex est célèbre, les magazines féminins sont les premiers à encenser la beauté de la jeune compagne du quinqua si séduisant, faisant systématiquement l'éloge de ces couples étranges, où un vieux monsieur est si fier d'afficher le rejeton qu'il vient d'avoir d'une jeune femme qui pourrait être sa fille, voire, en Afrique, sa petite-fille, rejetant du même coup la première épouse dans le magasin des vieilleries. Même Monica Bellucci, l'une des plus belles femmes du monde pourtant, a subi cette insulte.

Où est la prétendue solidarité féminine ? Les trentenaires toisent les quinquagénaires comme si elles appartenaient à un autre monde, qu'elles ne rejoindront jamais. Les jeunes femmes jugent ridicule, pathétique même, la volonté de plaire encore de leurs aînées, qu'elles sont les premières à juger périmées. Pour une trentenaire, la quinquagénaire appartient à une espèce inconnue, une sorte d'*alien* qui aurait dû depuis longtemps renoncer. Alors que dire de la sexagénaire ! Quand j'ai publié mon *Manuel de guérilla*, les plus cruelles à mon égard furent de jeunes et jolies journalistes manifestement persuadées qu'elles ne vieilliraient jamais…

Combien de jeunes femmes en quête d'un prince charmant n'ont aucun scrupule à jeter leur dévolu sur un beau quinqua aux tempes argentées et au portefeuille bien garni, qui, évidemment, a épanché auprès d'elles son pauvre petit cœur meurtri par la vilaine épouse qui ne le comprend plus, qui multiplie les crises injustifiées, et avec qui plus rien ne se passe au lit ? Quand un homme commence à sortir ce refrain à une jeune femme, elle devrait éclater de rire et se sauver à toutes jambes. Ou poser la question qui tue : « Crises injustifiées ? Mais que fais-tu, là, en ce moment ? » Ou ne rien dire, et consentir à acquérir un modèle de seconde main qui améliorera matériellement son quotidien. La contrepartie (il y a toujours une contrepartie, même dans les contes de fées) est que le carrosse finira très cabossé. Sauf si vous vous barrez avant, mais alors il faudra affronter l'implacable jugement social qui fera de vous une profiteuse sans vergogne.

Entre les deux, si monsieur n'est pas encore trop décati, gare : tant que la bête bouge, elle peut vous réserver des surprises. Une autre postulante, plus jeune et aussi déterminée que vous l'étiez, saura habilement vous déclasser. Un comble n'est-ce pas ? Mais c'est une règle d'airain : celui qui a trahi trahira. Sauf pour celles qui arrivent suffisamment tard, quand Rahan a cessé de manier le coutelas. Mais sa sortie du marché de la séduction dépend du nombre de peaux d'ours entassées dans sa caverne : plus il y en a, plus longtemps agit le charme.

C'est tellement sympa quand on a vingt ou trente ans de harponner un gros nounours de cinquante balais, complètement fou de vous, amoureux, protecteur et tendre ! Si protecteur qu'il a un mal fou à se débarrasser de sa première et encombrante famille, sa virago de première épouse et ses nigauds d'ados, toujours à le faire suer, alors que vous allez lui faire de ravissants petits bouts de chou avec lesquels il va réécrire sa vie.

La souffrance et l'humiliation passées (il faut un certain temps quand même...), c'est un immense éclat de rire qui court à travers toute la planète. Celui de millions de femmes parvenues à un âge où les histoires de leurs ex ne sont plus pour elles qu'une source de réjouissance. Leurs affres de jeunes pères, leurs efforts constants pour se maintenir jeunes, rentrer le ventre, écouter à longueur de journée les histoires des gamines avec qui ils ont décidé de vivre, recevoir leurs copines (en évitant cette fois de lorgner de côté, car madame sait à qui elle a affaire et ses représailles seront impitoyables), tous ces efforts pour tenter de donner le change et faire oublier leur âge, au point de changer des nourrissons justement, c'est un peu pathétique non ?

Pour les premières épouses, le spectacle est jubilatoire. À d'autres, les nuits blanches, la crèche et tout ce que les gamins en rapportent à la maison, des gastros aux bronchites à répétition, avec virées nocturnes aux urgences à la clé. À d'autres, les histoires de maternelles et de nounous, l'impossibilité d'avoir une minute à soi…

Un tel sentiment de libération ! Être débarrassées non seulement de l'injonction du jeunisme et de l'immaturité d'un adulescent vieillissant, mais savoir qu'il se coltine enfin tous les tracas de la petite enfance… Un tel soulagement, aussi, de se dire qu'elles ont délégué à d'autres la mission si peu gratifiante de garde-malade, le vieux coq perdant pas mal de plumes au fil des ans.

11.

Pas de guêpière pour Wonder Woman !

Si le coup de la séparation tardive est rude sur le moment, presque toutes les femmes à qui l'histoire est arrivée ont su puiser en elle la force de rebâtir. Avec moins d'argent, plus de travail, plus de soucis, mais beaucoup de détermination et une résilience impressionnante, elles se sont reconstruites. Oh certes, elles passent par des phases difficiles, des rencontres éphémères et décevantes, pas mal de tâtonnements et d'épreuves. Mais les femmes mûres en ont tellement vu qu'elles ont acquis un niveau à bulle intérieur. Vous les voyez, belles de la beauté de la maturité, sereines, drôles. L'âge leur confère de plus en plus d'assurance. Parce qu'elles ont le sentiment d'avoir conquis leur liberté.

Vieillir est un privilège. Vieillir libre, une revanche.

Non pas ne plus plaire, juste ne plus avoir à plaire. À cinquante ans, les femmes sont encore engluées dans le grand jeu de la séduction et s'amusent avec succès à rivaliser avec les trentenaires. Dans *La Cinquantaine bien tapée*, Julie Saltiel, normalienne, agrégée de philosophie, raconte l'aventure amoureuse de l'une d'entre elles (autobiographie ? épouse d'un homme politique, l'auteure a préféré prendre un pseudonyme...) avec un homme plus jeune, au grand effroi de son mari. La couverture de ce roman libertin et jouisseur s'orne d'un escarpin noir négligemment abandonné sur des draps froissés. Oui, la femme de cinquante ans peut proclamer au monde qu'elle n'abdique rien de son sex-appeal. Colette, avec *Chéri*, avait inventé l'homme-objet, qu'on appelle aujourd'hui le *toy boy*, le garçon jouet, l'amant trop jeune, très beau et désargenté. Vingt ans après *Sex in the City*, Candace Bushnell, désormais sexagénaire, le met en scène dans un roman, *No Sex in the City ?*.

Que la quinqua soit toujours dans la course est une évidence, quoi qu'en dise cet écrivain du même âge, expliquant benoîtement (à un magazine féminin qui plus est, ce qui lui permet de doubler sa grossièreté d'un manque flagrant d'à-propos) qu'il serait incapable d'en aimer une : « Le corps d'une femme de cinquante ans n'est pas extraordinaire du tout, contrairement à celui d'une femme de vingt-cinq », précise-t-il, ajoutant la muflerie à l'ignorance. Vraiment désobligeant, ce hoax ! N'ayons pas l'inélégance, nous, de juger son physique et sa posture de Calimero grand adepte du *sadfishing*.

Les quinquas ont bien mieux à faire que consoler les petits garçons incompris et larmoyants.

Cependant, si les cougars s'amusent avec les *toy boys*, peu d'entre elles s'illusionnent sur l'avenir de ces relations, contrairement à ces messieurs chenus qui osent voler à des jeunettes leurs plus belles années. Comme leurs homologues masculins, elles savourent le bonheur d'accueillir dans leur lit un bel étalon, dont le cerveau et les propos les indiffèrent. Mais elles n'ont, elles, aucune intention de l'aliéner en l'épousant, le pauvre petit ! Il faut être sacrément égoïste et très suffisant pour s'approprier une jeune femme. Et celles qui acceptent d'endosser le statut d'épouses trophées pour des hommes vieillissants à l'ego démesuré ne se rendent pas compte qu'elles gâchent leur jeunesse. Toutes à leur fierté d'avoir trouvé un protecteur, un riche « papa » puissant, comme on dit en Afrique, elles ne mesurent pas que le temps viendra rapidement où, frappées d'obsolescence à leur tour, elles n'en devront pas moins se coltiner un vieillard à domicile.

Dans *Juvenia*, Nathalie Azoulai imagine une vieille République européenne qui interdit l'union d'un homme avec une femme de plus de vingt ans sa cadette, ce qui réjouit à la fois les hommes jeunes, lassés de se voir voler leurs conquêtes par des vieux, et les femmes plus âgées, trop souvent délaissées – mais ces dernières se gardent bien d'exulter, de peur de passer pour des « harpies vengeresses ». Très drôle et très enlevée, la dystopie (car un tel scénario relève bien de la dystopie, n'est-ce pas ?) s'achève cependant sur une célébration des amours saphiques. Pourtant, bien que les féministes radicales bannissent désormais les relations « cisgenres », terme qui désigne ceux qu'on appelait hier les hétérosexuels dotés d'une identité sexuelle et de genre claire, toutes les femmes ne se rabattent pas sur d'autres femmes pour compenser leur invisibilité aux yeux des hommes du même âge.

Et tous les hommes ne sont pas, heureusement, atteints de jeunisme aigu. Ils sont même nombreux à déclarer qu'ils seraient bien ennuyés de devoir vivre avec une jeune femme. « J'aurais l'impression de sortir avec ma fille. Qu'est-ce que j'aurais à lui dire ? Nous n'aurions aucune référence commune... », vous confient des amis qui paraissent sincères, c'est-à-dire non motivés par l'arrière-pensée de vous sauter.

Si les quinquagénaires sont encore tentées d'éprouver leur capacité de séduction, les sexagénaires, malgré leur nom trompeur (dont leurs homologues masculins adorent se vanter), se fichent bien du désintérêt à leur égard des hommes qui cultivent le jeunisme. Beaucoup choisissent de vivre seules. C'est le cas de près de la moitié des femmes suédoises, jeunes ou moins jeunes, selon Eurostat. Non pas faute de trouver le bon partenaire, mais par goût. L'individualisme suédois y est certes pour beaucoup, mais un vieux proverbe suédois dit aussi *ensam är stark*, « on est fort quand on est seul ». Leur liberté, elles y tiennent. Ce qui ne les empêche pas, lorsqu'elles le souhaitent (ce qui n'est pas toujours le cas) de déployer une sexualité aussi active que discrète. Ce que peuvent penser d'elles ces hommes qui chassent la jeunette, elles s'en fichent. « Je vous plais ? Quelle bonne surprise, mais non merci ! Je ne vous plais pas ? C'est beaucoup mieux ainsi : nous aurons peut-être la possibilité de devenir amis. »

Enfermer les femmes mûres dans l'association binaire *cougar/toy boy* est une nouvelle forme de sexisme, une façon de ridiculiser les femmes qui prennent de l'âge en les résumant à des vampires assoiffées de sexe. Une nouvelle version de la sorcière. La réalité est bien différente : la femme qui vieillit apprend à s'accomplir sans être enfermée dans le regard des hommes. Sans être limitée par leurs jugements condescendants. Elle a appris à mener sa barque. Et elle le fait bien, sans avoir besoin ni d'être remorquée ni d'écoper.

Plus de 10 millions de femmes ont dépassé les soixante ans en France, mais 8 millions d'hommes seulement. Beaucoup, parmi ces derniers, ont trop trimé ou trop abusé des bonnes choses pour rester encore sur le marché. Qui osera dire à quel point notre chanteur national, quasi panthéonisé, était devenu répugnant physiquement quand la mort l'a emporté ? Et combien avons-nous été déçues en découvrant à quel point le grand rocker buriné (très, très buriné) s'était montré lâche et faible à l'égard des enfants de ses premiers lits, se faisant mener par le bout du nez par une Lolita déterminée ?

Alors que bien des hommes se muent en yétis bedonnants, la plupart des femmes, au contraire, restent avenantes, soignant leur apparence et leur alimentation. Ce sont pourtant elles que la société ose disqualifier ! Dépasser soixante ans pour une femme, quelle que soit son apparence ou sa forme physique, ce serait avoir franchi le point de non-retour sur le marché de la séduction.

Pourtant, en France, nous avons eu la chance immense d'élire un président jeune, moderne, progressiste, en couple depuis ses années de lycée avec une épouse de vingt-quatre ans son aînée. Comment démontrer avec plus d'éclat que les femmes mûres peuvent toujours susciter le désir, l'attachement, former des couples heureux ? Brigitte Macron, c'est la pilule du bonheur et de la réassurance de soi pour toutes les femmes mûres (mûres comme le fruit, et non blettes comme la poire). Elle est magnifique, sexy, son couple paraît complice et harmonieux. Certains murmurent en privé qu'elle serait la couverture maternelle d'un mari tourné vers d'autres préférences. Comme si aimer une femme plus âgée ne pouvait qu'être un mensonge ou une aberration !

C'est pourtant le cas de près d'un mariage sur cinq aujourd'hui. Il existe de nombreux hommes en quête, non d'épouses trophées ou de vitrines pour se rassurer et rassurer les autres sur leur virilité, mais de relations fondées sur le respect mutuel, la complicité intellectuelle, un amour sincère et durable. Inutile de convoquer le film *Harold et Maude,* qui met en scène, en 1971, un jeune homme de vingt ans, suicidaire, loufoque, tombant amoureux, au grand dam de son entourage, d'une femme délicieusement excentrique de quatre-vingts ans. Et se termine en sauvant la morale de l'époque : son amoureuse met fin à ses jours, comme s'il fallait apporter la preuve que de telles unions sont parfaitement contre nature. Aucune scène d'amour bien sûr, la Paramount s'y était opposée. Malgré cette « précaution », *Harold et Maude* fut interdit aux mineurs dans certains pays !

Je lui préfère mille fois la série *Dix pour cent*, où la formidable Sigourney Weaver, soixante-dix ans, vient spécialement de Californie pour, croit-elle, tourner une *love story* avec le beau Gaspard Ulliel, trente-six ans. Hélas, elle a mal compris le scénario, et c'est un vieux barbon presque impotent qui lui est réservé.

Sigourney s'apprête à rentrer chez elle : en comprenant ce à quoi elle s'attendait, le producteur s'est désengagé. Mais sa mère va le faire changer d'avis en lui expliquant que c'est précisément ce genre de romance qu'elle a envie de voir, et pas la sempiternelle histoire inverse. Sigourney est impériale, d'une beauté et d'un charisme renversants. Et dans une forme olympique aussi, improvisant une danse endiablée avec un serveur.

Vivre dans un monde où les hommes sont l'alpha et l'oméga de toutes les valeurs, maîtres des codes de la beauté, de l'attractivité, du talent, de la reconnaissance, a cependant quelque chose de lassant. Je me souviens de mon irritation dans les années 1970 quand j'ai constaté à quel point la littérature et le cinéma étaient imprégnés des représentations masculines. Voir les femmes systématiquement assignées à quatre rôles – l'ingénue à protéger, bêtasse mais craquante, la séductrice redoutable et dangereuse, la vieille femme repoussante, la mamie gâteau – quand vous entrez dans l'adolescence en vous demandant ce que vous allez faire de votre vie, c'est déstabilisant.

Nous vivions entourées de ces codes. Il fallait soit être jeune et mince, à la disposition du bon vouloir des hommes – Isabelle Huppert déclarait alors qu'« être actrice, c'est être au régime et attendre » –, soit accepter d'être vieille, sortie du marché, et fréquentable à condition de se conformer aux stéréotypes de la brave mémère ensuifée, mais tellement gentille qu'on lui pardonne tout. « La grande et peut-être seule consolation d'être une femme est que l'on peut toujours prétendre être plus stupide que l'on est et que cela ne surprend personne », écrit Freya Stark dans *La Vallée des assassins*.

Superman, Spiderman, Iron Man, les héros de l'univers de Marvel mis en scène au cinéma sont presque toujours masculins. Et les rares femmes, leurs faire-valoir. Jusqu'à Wonder Woman en 2017, qui occupe le haut de l'affiche. Problème : pourquoi l'avoir représentée si sexualisée ? Pourquoi Patty Jenkins, la réalisatrice, se sent-elle obligée d'accoutrer en guêpière son actrice, Gal Gadot, la faisant combattre à moitié nue et seins pointus sur les champs de bataille de la Première Guerre mondiale ? A-t-on tellement évolué depuis *Le Déjeuner sur l'herbe* de Manet ?

Quand enfin le cinéma met en scène de super héroïnes, telles Black Widow de Cate Shortland, avec Scarlett Johansson, ou Harley Quinn de Cathy Yan, les réalisatrices doivent, pour garantir l'audience qui leur assurera les financements nécessaires à la poursuite de leur carrière, respecter les attentes du *male gaze*, le regard masculin. Avec ses héroïnes jeunes et en tenues affriolantes, hier en détresse, dominatrices aujourd'hui, l'industrie cinématographique américaine reste désespérément machiste. Garces sulfureuses, bombes sexuelles, belliqueuses certes, mais toujours placées dans des postures amoureuses, Hollywood inflige aux femmes une humiliation permanente. Qu'il ait fallu attendre 2017 pour qu'un Harvey Weinstein puisse enfin cesser de nuire montre l'archaïsme d'une industrie restée patriarcale : en un siècle d'Oscars, deux réalisatrices seulement ont été couronnées pour leur travail – en 2010, Kathryn Bigelow, mais pour un film de guerre, *Démineurs* ; en 2021, Chloé Zhao pour, enfin, un film qui nous parle de femmes, *Nomadland*.

Refusons le *male gaze*. Cessons de vêtir les super-héroïnes comme si elles travaillaient dans des peep-shows ! Arrêtons de sexualiser le corps des femmes, et même des petites filles ! Arrêtons de leur montrer des modèles dont les tenues n'ont rien à voir avec les activités qu'elles pratiquent, comme s'il leur fallait rester en permanence sexuellement disponibles ! Le nombre de femmes qui affrontent les méchants en escarpins, cette torture des pieds qui les condamne à vieillir avec des problèmes de dos et des orteils déformés et douloureux, juste pour satisfaire aux fantasmes du désir masculin, c'est risible. Avec ses bombasses, forcément en stilettos, assorties à de vieux machos, Hollywood nous lasse. Il est pénible pour une spectatrice d'avoir systématiquement droit aux fantasmes sexuels des réalisateurs (des peintres, des écrivains), tandis que des comédiennes jugées périmées doivent se cantonner à des rôles subalternes. Exaspérées de ne se voir proposer, après quarante ans, que des rôles de belles-mères et de sorcières, alors que leurs homologues masculins plus âgés continuent, fussent-ils bedonnants et ridés, à être appariés à des compagnes au moins vingt ans plus jeunes, les actrices se rebiffent. Kate Winslet, qui assume sa silhouette et son âge, a refusé d'apparaître retouchée dans sa dernière série, *Mare of Easttown*. Reese Witherspoon, Nicole Kidman, Jennifer Aniston ou Charlize Theron ont pris en main leur carrière, produisant des films qui donnent un autre regard sur les femmes, comme *Scandal*, qui raconte comment des femmes journalistes font tomber un magnat de la télé pour harcèlement sexuel. Près de la moitié des producteurs à Hollywood sont désormais des productrices. Et les femmes dirigent deux des plus grands studios : Ann Sarnoff pour Warner Bros (son prédécesseur a dû démissionner pour cause de… harcèlement), Donna Langley pour Universal.

En Europe, nous sommes plus avancés qu'aux États-Unis. Les réalisatrices françaises sont nombreuses, brillantes, et régulièrement primées pour des œuvres singulières et fortes. Dans la patrie de Marie Curie et de Simone de Beauvoir, le *female gaze* n'est pas aujourd'hui un vain mot. Revanche d'une histoire du cinéma où les femmes réalisatrices, telles Alice Guy ou Jacqueline Audry, furent des innovatrices, avant de se faire évincer par la montée de la technique, qui instaure la suprématie masculine au moment de l'avènement du parlant.

Au festival de Cannes, toutes les Palmes d'or récompensent des réalisateurs masculins depuis sa création, en 1946. Deux exceptions seulement : Jane Campion, avec *La Leçon de piano* en 1993 et Julia Ducournau en juillet 2021, pour *Titane*… qui donne le sentiment que le jury a voulu se donner bonne conscience en sacrant un film de genre, dans l'air du temps. Une sorte de discrimination positive un peu embarrassante…

12.

L'espace du mâle

« La sexualité des hommes aura gâché ma vie. » Je reviens à cette formule, qui m'a tant marquée par son implacable vérité. Oui, la sexualité des hommes gâche la vie des femmes. Laquelle peut ne pas reprendre cette formule à son compte ? C'est l'agression sexuelle du producteur ventripotent, sûr de sa force et de son pouvoir. Le séducteur qui se mue en agresseur violent parce que la femme se refuse. Mais c'est aussi la peur du viol le soir dans les villes sombres, et dans tous les lieux désertés et obscurs, une aire d'autoroute, un train de banlieue, la forêt, un parc. Randonner, faire un jogging, explorer un quartier inconnu expose les femmes au danger, à l'agression, et elles le savent, accélérant le pas, portant pantalon et foulard, serrant contre elles leur sac, portable à la main pour pouvoir appeler si la situation se gâte.

Anaïs Nin, dans ses nouvelles, évoque la brutalité d'un monde dominé par le désir masculin. Depuis que les femmes sont sortics du cadre normatif mais rassurant du foyer, elles mesurent à quel point le monde représente pour elles une menace. Pendant longtemps, on se l'est bouclée. Il était de bon ton de ne pas en parler. Même si, on devait bien l'avouer, on avait souvent le sentiment de vivre dans la jungle. Rentrer seule le soir en redoutant *la* mauvaise rencontre. Prendre le métro aux heures de pointe et se faire peloter. Ou pire, l'agression au détour d'un couloir désert. La ville est « faite par et pour les hommes », constate Yves Raibaud, professeur de géographie comme moi, qui déplore l'extinction de l'éclairage public pour des raisons écologiques (et la promotion tous azimuts du vélo, incompatible avec la vie d'une mère de famille). Dans *Héroïnes de la rue*, la militante féministe Marguerite Stern propose, bien avant que la pandémie s'en charge, d'instaurer un couvre-feu pour les hommes. « Qu'au moins le soir et la nuit, noues (*sic*) puissions marcher en paix. »

Oui, le monde est l'espace du mâle. Le sentiment d'insécurité qui nous étreint n'est pas imaginaire. Être seule, c'est toujours risquer de tomber sur le loup. Qui n'avait vraiment pas besoin d'être réintroduit : pour les femmes, il n'est jamais parti. À Bamako, un soir sans lune, un ami se moque de moi, car je n'ose pas rejoindre seule mon hôtel. La fête où il m'a amenée tourne à la beuverie et aux brailleries, je suis fatiguée, j'en ai assez, mais lui s'amuse – d'autant que de jeunes femmes accortes virevoltent autour de lui. C'est l'amour qui passe, et il n'a aucune envie de me raccompagner. Alors il se moque : « Mais ne fais pas ta mauviette, voyons, je ne comprends même pas ce que tu crains ! »

Précisons qu'il mesure deux mètres, a la carrure d'une armoire à glace. Et surtout, c'est un mec. L'idée qu'une femme pourrait ne pas ressentir la même impunité ne l'effleure même pas. J'ai le choix entre courir le risque de rentrer, ou prendre mon mal en patience – en me faisant à mon tour solliciter sans relâche par les ivrognes. Je décide de rentrer en tremblant, le regard au ras du sol pour ne donner à aucun mec le sentiment que je le « provoque », hâtant le pas dans des rues sombres et défoncées en serrant les fesses, avec cette allure décidée que nous adoptons toutes en pareilles circonstances pour montrer qu'on va très bien. Le téléphone en main, le regard au loin. Et la peur au ventre.

Des agressions, qui n'en a pas connu ? Certaines le nient, prétextant qu'on devrait accueillir en souriant le compliment jeté au passage, ou même le sifflement approbateur. Est-ce si flatteur qu'on se permette de nous jauger baisable, alors que nous ne demandons rien ? Et quelle est la marge qui les sépare de l'insulte sexuelle ? Du crachat ? De la main aux fesses ? De l'agression ? *Dis bonjour, sale pute* : c'est ainsi qu'Emanouela Todorova titre son livre sur les agressions de rue.

Sur le marché de Lagos, à Douala, quand je travaillais pour MSF, sept hommes se jettent sur moi, leurs mains partout sur mon corps, lacérant mon sac à dos à coups de lames de rasoir. Étrangement, cette ruée de piranhas me fait éclater de rire. À leur tour d'être sidérés : si je réagis ainsi, c'est que je suis une sorcière. Ils s'enfuient comme une volée de moineaux. Tandis que je me hâte de sortir du marché, les petites vendeuses me prennent la main au passage, me chuchotant « sauvez-vous, on vous veut ». C'était il y a trente ans. Aujourd'hui, ils m'auraient poignardée.

À quinze ans, je traverse à vélo les terrains vagues de Lille, là où a été depuis construite la nouvelle gare. Un homme en vélomoteur arrive derrière moi, me colle en émettant des sons évocateurs. Pour lui échapper, j'accélère en me retournant pour le surveiller. Un coup de klaxon retentissant manque me faire tomber. Au-dessus de ma tête, celle, paniquée, d'un conducteur de train, que je n'ai pas entendu arriver. Je vois distinctement son visage horrifié, tant la locomotive est proche. Heureusement, c'est une voie de desserte, il ne va pas très vite. Je sens le souffle de la machine dans mon dos, elle me frôle. Dans le fracas des wagons, toutes sirènes hurlantes, je pédale de toutes mes forces pour mettre le maximum de distance entre mon poursuivant et moi.

Mais le prédateur a compris que j'avais peur et que le champ était libre. Il revient à ma hauteur d'un coup d'accélérateur, sourire dément, sa main sur mon sein. Je lui hurle de foutre le camp.

Un avertisseur sonore le fait sursauter : juste derrière, vient de surgir une moto, que ces deux-roues de front sur le chemin empêchent de passer. Surpris, mon agresseur fait demi-tour et s'enfuit. Ignorant mon appel au secours, le motocycliste me dépasse en trombe. Je pédale frénétiquement dans son sillage pour rejoindre la lisière des maisons. Ça y est ! Me voilà sortie du terrain vague, arrivée dans la ville de Ronchin où j'habite. Je tremble de la tête aux pieds.

Quand le soir, je raconte ma mésaventure à mes parents, ils m'engueulent vertement : ça m'apprendra à mal me comporter en « fréquentant ». Ce qu'ils retiennent de l'histoire, c'est que je suis allée voir ce garçon dont je suis amoureuse, à Hellemmes. Ça m'apprendra.

Depuis, je repense à cette agression chaque fois que je lis les histoires de prédateurs sexuels, à la Heaulme, Fourniret, Dutroux en Belgique, ou bien l'horrible claustration, dans une cave, pendant huit ans, de Natascha Kampusch, petite fille autrichienne enlevée à l'âge de dix ans, convaincue par son ravisseur que sa mère l'avait abandonnée. Les médias l'ont tellement maltraitée à sa libération ! Et mes filles me trouvent inutilement angoissée chaque fois qu'elles décident d'aller courir seules, le soir, dans les rues désertées, ou bien au bord du Rhône. « Arrête de psychoter, maman ! » Tant de joggeuses pourtant…

Des peurs comme celles-là, nous en avons toutes en tête. Le moment où nous nous sommes senties en danger. Où tout a failli basculer. Où tout a basculé. Et le sentiment de honte, de culpabilité, qui nous étreint, d'être responsables de ce qui nous était arrivé. Le monde des hommes est menaçant pour les femmes. Dans les conflits armés, les viols, les mutilations, la maltraitance sont systématiques. Et le pire, c'est que celles qui en sont victimes subissent la double peine. Si elles se retrouvent enceintes de leur agresseur, les voilà salies, déshonorées. Immariables. Bannies par leur propre famille. Alors elles partent se fondre dans les villes, qui leur assurent un travail, l'anonymat, la liberté… et la précarité souvent, car les rares emplois qui leur sont proposés supposent des horaires lourds et décalés. Elles doivent élever seules leurs enfants. Et personne n'est là pour veiller à leur sécurité et à leur intégrité.

Dans les sociétés traditionnelles, qu'une femme, sans être ni veuve, ni répudiée, vive seule l'assimile au statut de prostituée et la met en danger : puisqu'aucun homme ne la protège, son corps est forcément à la disposition de tous. Les confinements imposés aux deux tiers de l'humanité, en déscolarisant des millions de filles, ont augmenté les mariages précoces : dans les bidonvilles, les campagnes, les camps de réfugiés, les familles se sont empressées de caser leurs filles, avant qu'elles ne soient exposées à des relations sexuelles hors mariage qui les auraient démonétisées. Les migrantes qui doivent affronter la terrible aventure de l'exode préfèrent souvent conclure un pacte sexuel avec un homme, avec qui elles acceptent de coucher le temps du voyage pour être protégées des assauts des autres. Le pacte s'interrompt une fois le couple arrivé à destination. Parfois, il se conclut par un mariage, les deux personnes s'étant découvert des affinités. Le plus souvent, la femme recommence une nouvelle vie dans un lieu où personne ne la connaît, car les relations sexuelles qu'elle a consenties la déshonoreraient aux yeux de sa communauté. Et pourtant, comment y échapper quand vous êtes en permanence l'objet de convoitises qui nient votre humanité et vous réduisent à un morceau de viande ?

Le mouvement MeToo a révélé des pratiques anciennes, aussi connues que tues. Tous ces hommes qui utilisent des situations de domination et de pouvoir pour tenter d'arracher aux femmes des faveurs sexuelles, les harceler, commenter leur physique, avoir des gestes déplacés, transformés en railleries et en humiliations quand la cible se rebiffe, leur imposer des relations non désirées ! L'histoire est aussi vieille que le monde, mais il est sidérant qu'elle continue à se produire dans les vieilles démocraties occidentales du XXIe siècle, dans un monde du travail où les femmes représentent près de la moitié de la population salariée. Surtout quand on sait que la plupart de ces agressions restent impunies. Lorsqu'elle est alertée, la justice inflige le plus souvent un désaveu aux femmes, après un parcours du combattant aussi fastidieux qu'éprouvant, qui consiste à leur faire répéter inlassablement leur histoire à des interlocuteurs pas toujours bienveillants : et si vous affabuliez ? Et si c'était vous qui, par une attitude inconvenante, voire provocante, aviez provoqué l'affaire ?

La voix des femmes peut-elle être entendue par la justice ? Dans *Les Choses humaines*, Karine Tuil met en scène le viol d'une jeune fille juive pratiquante par un étudiant de bonne famille, dans un local à poubelles. Ils font pourtant partie de la même famille, certes recomposée, puisque la mère du second vit désormais avec le père de la première. C'est donc en confiance qu'elle a accompagné son « presque frère » a une fête. Traumatisée par ce qui lui est arrivé, elle porte l'affaire en justice. C'est son procès à elle qui va se dérouler aux Assises, où l'avocat général enjoint aux jurés de ne pas gâcher la vie du jeune homme bien sous tous rapports, fils d'un journaliste célèbre, en le condamnant trop lourdement.

Grâce à MeToo, les affaires concernant des agressions sexuelles commises avec abus d'autorité, l'homme profitant de sa position socialement supérieure pour contraindre sa victime à des actes qui lui répugnent, sont enfin mises au jour, dans des milieux aussi divers que la culture, le sport, la politique, les affaires, l'université… Mais il faut bien reconnaître que la plupart d'entre elles ne donnent pas lieu à des suites judiciaires. Et quand il y en a, trop de femmes encore sont déboutées et humiliées en justice. Alors elles se taisent. Un cinéaste réputé peut poursuivre sa carrière alors que douze femmes l'accusent de violences sexuelles ; des actrices se sentir souillées à vie ; l'initiatrice de #BalanceTonPorc en France, suite de l'affaire Weinstein aux États-Unis, être condamnée en première instance pour propos injurieux. Tout procès met la victime en position d'accusée.

Pourtant, en 2020, 25 000 femmes ont été violées en France, selon les statistiques officielles du ministère de l'Intérieur. Le chiffre réel serait trois fois supérieur, soit trois viols par heure, mais beaucoup de victimes ne portent pas plainte : en dix ans, les condamnations ont connu une baisse vertigineuse de 40 %. Certains (certaines !) osent même dire que les femmes exagèrent, que la galanterie fait partie de la culture française, et qu'il ne faudrait pas que les relations hommes-femmes deviennent invivables. Où est la « galanterie » quand une très jeune femme doit subir les allusions insistantes et répétées d'un homme plus âgé qu'elle, en situation de domination professionnelle ? Quand l'obtention d'un poste est conditionnée à une faveur sexuelle ? Trop de femmes se retrouvent dans des situations embarrassantes, où elles oscillent entre la peur de vexer (on leur a tellement appris à être polies !) et celle de devoir subir des gestes déplacés.

Ma fille, l'écrivaine Ariane Fornia, a été poursuivie pour diffamation par un haut dignitaire de la République, ancien ministre de l'Intérieur, parce qu'elle avait osé écrire dans son blog de voyages, Itinera Magica, qu'il s'était livré sur elle, alors âgée de vingt ans, à une agression sexuelle insupportable, au rang VIP de l'opéra Bastille, tentant à plusieurs reprises, pendant une représentation de *L'Or du Rhin* de Wagner, d'introduire sa main entre ses cuisses, jusqu'à ce qu'elle la laboure de ses ongles.

Elle a attendu sept ans pour confier l'agression, à la faveur de MeToo, sans même donner le nom de celui qui avait transformé Wagner, qu'elle aimait tant, en enfer : « Si moi, dont le père était alors ministre et qui me croyais intouchable, je ne témoigne pas, alors qui le fera ? Il faut que la honte change de camp ! » Malgré sa stupéfaction indignée, je l'avais incitée à l'époque à se taire, à ne pas porter plainte. Parce que je voulais la protéger : dénoncer, c'était pour elle se mettre en danger. Que valait sa parole de toute jeune femme face à celle d'un homme tout-puissant ? Le premier procès, au tribunal de grande instance de Paris, fut d'une extrême violence, la juge osant accuser ma fille d'avoir voulu sciemment porter tort à ce haut magistrat, qu'elle ne connaissait même pas puisqu'il officiait avant sa naissance. L'accusateur, lui, se drapait dans sa dignité outragée. J'étais là, sidérée comme son père et son frère, et nous la soutenions de toute notre âme. Condamnée par la justice en première instance, elle a gagné en appel, les juges reconnaissant l'absence d'animosité personnelle de sa part. Vouloir l'empêcher de s'exprimer dans le contexte d'aujourd'hui, qui est celui de la libération de la parole des femmes, aurait constitué selon eux une atteinte disproportionnée à la liberté d'expression.

Mais l'accusateur débouté et condamné aux dépens s'est pourvu en cassation. Si elle, qui a la chance d'avoir eu des parents qui la soutenaient et un père prêt à lui offrir un excellent avocat, se retrouve dans une telle situation, combien de jeunes femmes choisiront le silence ? Oui, la honte doit changer de camp. Et les hommes perdre leur impunité. Il est temps que les jeunes femmes se rebellent, dénoncent, racontent.

En France, malgré une évolution récente, nous sommes particulièrement en retard sur les États-Unis. Les féministes américaines agissent avec efficacité et les *gender studies* sont devenues partie intégrante des cursus américains. Certains déplorent la montée du prétendu puritanisme américain. Sur les campus, les professeurs doivent faire très attention à leur attitude avec leurs étudiantes : en Amérique du Nord comme en Scandinavie, la notion de consentement doit être clairement exprimée dans les relations hommes-femmes.

C'est pourtant une évidence qui ne devrait même pas être justifiée. La France s'illustre par son apologie glauque de la gauloiserie, par sa complaisance envers la prétendue séduction « à la française ». Pédophiles notoires, agresseurs sexuels de pouvoir, dont le comportement obscène était connu de tous, et pourtant tu et accepté, la triste réputation de mon pays dans ce domaine n'est plus à faire. Pire encore : pour ceux dont les agissements ne sont découverts que tardivement, parce que, justement, la parole des victimes se libère enfin, souvent des décennies après, il existe encore tout un courant visant à les absoudre des viols commis, au motif que les mœurs passées étaient plus tolérantes. Pourtant, ce n'est pas parce que certaines élites intellectuelles ou de pouvoir se sont toujours jugées au-dessus des lois que la morale pouvait hier être impunément bafouée. La France profonde, celle à laquelle j'appartenais, dans cette province travailleuse du Nord où j'ai grandi, était scandalisée des vantardises pédophiles d'un Matzneff, mais n'avait pas voix au chapitre. La coupure entre la province et la capitale, où s'épanouit une intelligentsia totalement déconnectée des réalités quotidiennes et des valeurs de la société, est apparue clairement avec la crise dite des gilets jaunes, qui a vu la France s'embraser en 2018 et 2019. Ce fut une grande révolte des classes populaires contre des élites politiques perchées. Et sans la pandémie du coronavirus, qui est venu providentiellement confiner, donc calmer tout le monde, la société française se serait embrasée. Le mécontentement continue d'ailleurs de couver.

Au Moyen Âge, on exaltait l'amour dit « courtois ». *Le Roman de la Rose* eut un immense succès. Le *female gaze* d'aujourd'hui le revisite comme une traduction poétique et bien emballée, avec vergers fleuris, tournois et poèmes à la clé, du désir masculin forcené pour la défloration. Cette rose qu'il faut cueillir avant qu'elle se fane, c'est évidemment la virginité. Que de drames aujourd'hui encore dans le monde, avec le cirque du drap ensanglanté, les reconstructions chirurgicales et autres imbécilités, autour d'une minable membrane qu'un galop endiablé suffit à volatiliser ! C'est pourquoi d'ailleurs on a longtemps imposé aux femmes de monter en amazone, préférant risquer leur vie que leur hymen. Lassée de la misogynie du *Roman de la Rose*, la philosophe Christine de Pizan célèbre dans *La Cité des Dames*, en 1405, les femmes brillantes, appelant à créer des « forteresses d'intelligence » où elles pourraient cultiver leurs vertus. L'œuvre si brillante d'une des premières féministes de l'histoire fut longtemps attribuée à un homme. Évidemment.

Outrées par le patriarcat institutionnalisé, certaines femmes aujourd'hui détestent les hommes et l'avouent ouvertement. Dans *Le Génie lesbien*, Alice Coffin écrit qu'il faut « éliminer les hommes de nos esprits, de nos images, de nos représentations, ne plus lire leurs livres, ne plus regarder leurs films, ne plus écouter leur musique ». Cette radicalité, qui a fait scandale, s'inscrit dans la lignée du *SCUM manifesto*, un pamphlet des années 1960 devenu culte pour les féministes radicales. L'Américaine Valérie Solanas, célèbre pour avoir sérieusement blessé Andy Warhol d'un coup de pistolet, y proclamait la supériorité des femmes et appelait à supprimer le sexe masculin pour vivre en complète autonomie, dans un monde anarchiste et définanciarisé : *scum*, qui signifie « souillure » (désignant ainsi, pour l'auteur, tout ce que les hommes touchent), était aussi l'acronyme de *Society for Cutting Up Men.* Une société pour l'élimination des hommes.

Pourtant, je n'adopte pas le parti pris d'Alice Coffin. Déjà parce qu'agresser les hommes, même verbalement, c'est reproduire à leur égard les comportements que nous leur reprochons. Ensuite parce que les couples lesbiens ou gays ne sont pas meilleurs que les couples hétérosexuels : la jalousie, la violence, les ruptures brutales y sont tout aussi présentes. C'est une erreur de croire qu'il faudrait choisir un être du même sexe pour échapper aux travers de l'amour des « cisgenres ». L'homosexualité n'est pas une riposte. La nature humaine revient toujours au galop : désir de domination, rapport de force, individualisme forcené, triomphe de l'ego.

En même temps, quand Alice Coffin, nouvellement élue à la mairie de Paris, déclare en 2018[1] : « Ne pas avoir un mari, ça m'expose plutôt à ne pas être violée, ne pas être tuée, ne pas être tabassée », suscitant des récriminations indignées, il suffit de consulter les statistiques des féminicides pour constater à quel point elle a raison. Dans le monde entier, les violences conjugales tuent chaque année environ 50 000 femmes selon l'ONU. La grande majorité des quelque 90 000 meurtres annuels de femmes sont commis par des proches : c'est à leur

1. https://www.youtube.com/watch?v=jFfgxbckJ5A

domicile qu'elles sont le plus en danger. Et ces violences ont explosé pendant les confinements, car les femmes n'ont nul lieu où se réfugier. Elles subissent toute la journée l'agressivité d'un homme cloîtré au domicile. Le huis clos des foyers est une arène. Chaque année en France, 200 000 femmes sont victimes de violences conjugales (un numéro d'appel spécial, le 3919, leur est dédié). Près de 150 y meurent chaque année des violences exercées par leur conjoint. Le terme de *féminicide* a été forgé pour désigner cette spécificité. Et le pire, c'est qu'il arrive plus souvent qu'on le croit que des maris violents bénéficient légalement de la garde des enfants, car l'épouse a quitté le domicile conjugal pour se mettre en sécurité !

Confier au père les enfants, au nom de l'autorité parentale conjointe et de la prétendue « désertion » de la mère, achève de briser celles-ci. Et plus elles désespèrent de la situation, plus leur état se dégrade, et plus les juges hésitent à leur accorder la garde, se contentant d'octroyer un droit de visite au domicile conjugal, qui reste celui du mari. C'est un terrible cercle vicieux. Subissant menaces, coups et violences psychologiques, beaucoup de femmes perdent petit à petit leur estime de soi à force d'être rabaissées.

Chaque fois qu'une femme accepte de devenir la compagne d'un homme, il se mue en propriétaire, lui demande des comptes sur son emploi du temps et ses fréquentations, fait des réflexions sur ses tenues et ses choix… bref, il devient possessif et jaloux. L'inverse est vrai aussi d'ailleurs. Sauf que dans la grande majorité des cas, ce sont les hommes qui insultent, qui cognent, qui tuent. Quand, en 2017, Jonathann Daval assassine sa femme Alexia, brûle son cadavre et le dissimule, puis alerte la police en disant qu'elle n'est pas revenue de son jogging, il ose venir sangloter dans les médias, ses beaux-parents à ses côtés pour l'épauler dans l'épreuve, que la perte de son épouse le « prive de son oxygène ». Alors qu'il l'a étranglée ! On apprend lors de son procès, en novembre 2020, qu'Alexia, lasse de son indécision et de sa faiblesse, voulait le quitter. C'est ce qui lui a valu son exécution, comme toujours ou presque, l'assassinat par le compagnon outragé de celle qui veut retrouver sa liberté constituant le tragique leitmotiv des féminicides.

Dans de nombreux pays, le meurtre de l'épouse pour de « bonnes raisons », comme l'infidélité, bénéficie d'une grande indulgence. Crime passionnel, dit-on, qui vaut circonstances atténuantes ! Ne parlons pas des coups, des insultes et des viols, qui sont rarement criminalisés : quarante-trois pays dans le monde n'ont aucun dispositif juridique pour sanctionner le viol conjugal, vingt prévoient même qu'un violeur peut échapper aux poursuites s'il épouse sa victime ! À l'inverse, la femme qui tue son conjoint est toujours lourdement sanctionnée. En 2012, après près d'un demi-siècle de calvaire conjugal, Jacqueline Sauvage exécute, certes de trois balles dans le dos, son mari violent, infidèle, violeur, incestueux auprès de leurs trois filles. Son fils vient de se suicider. Elle est condamnée à dix ans de prison, après un procès très médiatisé, largement consacré à instruire sa culpabilité.

Le chanteur Bertrand Cantat, du groupe Noir Désir, qui frappe à mort en 2003 sa compagne, la comédienne Marie Trintignant, en Lituanie – où, ironie du sort, elle tournait *Colette, une femme libre* – est condamné, lui, à huit ans de prison. Qu'il n'exécute pas intégralement. Sa peine purgée, il retourne s'installer chez sa première épouse, Krisztina Rady. Après s'être plainte à plusieurs reprises des violences dont elle était victime, Krisztina se suicide six mois plus tard. En Hongrie, ses parents n'ont que leurs yeux pour pleurer leur fille. Cantat, lui, a recommencé à chanter, à écrire, à jouer. Tout le monde a droit à l'oubli, n'est-ce pas ?

Dans le monde entier, les femmes en ont assez de cette sujétion institutionnalisée qu'est le statut marital. De plus en plus nombreuses sont celles qui font le choix délibéré de ne pas se mettre officiellement en couple. Pour ne pas tomber sous la coupe d'un homme, au regard de la loi, de la société, et hélas aussi, au regard de l'homme, qui se permet trop souvent de maltraiter son épouse.

13.

Masculinité toxique ?

L'homme vit sous le règne de son pénis. Cette formule est de la thérapeute Esther Perel. Le petit garçon intègre vers six, sept ans, les codes de la masculinité, qui passent par le rejet du féminin, de tout ce qui serait apparenté à une sensibilité féminine. La valorisation sociale des attitudes viriles l'enferme dans des impasses comportementales dont beaucoup paient chèrement le prix psychique, faute de pouvoir extérioriser leurs fragilités internes. « Un garçon ne pleure pas. » La haine et la répression de l'homosexualité dans de nombreux pays conduisent les hommes à y surafficher leur masculinité, à se comporter comme de petits coqs avec les femmes, leurs sœurs, leurs copines, et même leur mère, surtout quand le père est défaillant.

Et voilà comment on produit des « bandes » d'adolescents débordant de testostérone, avides d'en découdre avec le monde, et particulièrement avec les femmes, surtout quand elles se refusent à eux. Il faut à ces hommes jeunes des exutoires, la violence ritualisée du sport, les relations tarifées, une homosexualité de substitution, la migration, le djihadisme, la guerre. C'est dans les sociétés les plus répressives sur les relations avant mariage que les comportements masculins sont les plus violents à l'égard des femmes. Qu'il s'agisse des viols collectifs place Tahrir, en Égypte, lors des révolutions arabes de 2011, des agressions sexuelles du Nouvel An à Cologne en 2016, de l'insécurité et du harcèlement dont sont victimes les femmes à Barbès, certains jeunes hommes musulmans n'ont que mépris et convoitises pour les femmes, et particulièrement pour les femmes blanches occidentales, dont la liberté est vécue comme une provocation qui autorise l'agression.

D'Attila ou Gengis Khan, à Erdogan et Trump, en passant par Napoléon, Staline ou Mao Zedong, le monde a toujours valorisé les mâles alpha, en dépit de tous les dégâts qu'ils causaient autour d'eux. La plupart d'entre eux bénéficient aujourd'hui, dans leur pays d'origine, d'une aura de gloire au nom de la réécriture d'un passé triomphant et de la fierté identitaire nationale. L'Ouzbékistan célèbre la mémoire de Tamerlan, la Turquie celle de Soliman le Magnifique, la Russie réhabilite Staline malgré ses crimes, et Xi Jinping, qui se rêve en nouvel empereur rouge, censure tout ce qui écorne l'image de Mao – et il y a fort à faire, puisqu'aucun autre chef d'État n'aura fait plus de morts que lui dans l'histoire de l'humanité. L'histoire retient le nom des tyrans, quand les souverains pondérés et bienveillants laissent peu de souvenirs concrets. Quand ils ne sont pas guillotinés, comme Louis XVI. La plupart des hommes de pouvoir confondent domination professionnelle et pouvoir de séduction, mettant la première au service du second. Leur trajectoire s'accompagne d'un nombre impressionnant de conquêtes féminines qui renforcent encore leur conviction d'être irrésistibles.

Les groupes féministes se sont approprié dans les années 2010 un concept initialement né chez les gays, victimes des injonctions à la « normalité » hétérosexuelle, celui de masculinité toxique. Selon le magazine *Slate*[1], c'est la blogueuse féministe américaine Amanda Marcotte qui popularise ce concept. Le « vrai » homme se doit d'en rajouter dans l'affirmation de sa virilité, exhiber ses muscles, bannir tout ce qui l'apparenterait à la féminité, comme pleurer, porter des vêtements jugés féminins, se montrer couard, etc. Cette virilité sexiste et homophobe fait des ravages contre les femmes, mais aussi contre les hommes qui

1. http://www.slate.fr/story/121197/masculinite-toxique

refusent de s'y conformer. Selon la journaliste américaine Suzannah Weiss, les six effets néfastes de la masculinité toxique sont la misogynie, la perpétuation de la culture du viol, l'homophobie, l'encouragement à la violence, la suppression des émotions et l'impossibilité de demander de l'aide.

Serait-elle une affaire de testostérone (T), cette hormone qui vouerait les hommes à la compétition permanente, à l'agressivité, à la violence ? La T existe pourtant, en quantités infiniment moindres cependant, chez la femme, où, produite par les ovaires et les glandes surrénales, elle facilite l'ovulation et stimule les fonctions cognitives. Lui attribuer *toute* la responsabilité des effets pernicieux d'une virilité exacerbée serait donc excessif selon deux chercheuses américaines, Rebecca Jordan-Young et Katrina Karkazis.

Il n'empêche, les ravages de la T sont médicalement documentés ! Secrétée par des cellules situées dans les testicules, elle explose quand les garçons atteignent la puberté, faisant se développer leurs attributs masculins, leurs muscles, leur pilosité, muer leur voix. Cette imprégnation massive modifie aussi leur caractère : le taux de T dans l'organisme est associé aux comportements à risques, à l'agressivité et à la volonté de domination. Ce n'est pas un hasard si l'écrasante majorité des détenus est masculine, si les jeunes hommes provoquent plus d'accidents de voiture, se tuent plus dans des activités violentes. Et se suicident environ trois fois plus, aussi, que les femmes, celles-ci se « ratant » beaucoup plus souvent, dans des actes qui constituent plus des appels à l'aide qu'une véritable volonté d'en finir. Lucile Peytavin, historienne qui travaille au Laboratoire de l'égalité, estime à 95 milliards d'euros par an le *coût de la virilité* (titre de son ouvrage) pour l'économie française. Elle le sous-titre : *Ce que la France pourrait économiser si les hommes se comportaient comme les femmes.* À l'échelle mondiale, le coût direct de la violence, par les guerres et les conflits, serait de 14 000 milliards de dollars en 2018. Les coûts indirects, tels les viols systématiques, l'exil, les souffrances morales et physiques abrégeant les vies, sont inchiffrables.

Filons la métaphore animale : dans la nature, l'hormone masculine suscite des catastrophes en série. Le lion qui ravit un groupe de femelles à son rival tue les lionceaux pour engendrer sa propre descendance. La mère ourse élève seule ses oursons et doit les protéger de leur propre père, prêt à les dévorer s'il est affamé. Tout comme la femelle alligator, qui assure, parfois au prix de sa vie, la survie de sa progéniture contre les autres alligators. Tant de mères, dans la nature, élèvent seules leurs rejetons, le mâle ayant disparu du paysage à peine achevée la fécondation (et pas seulement parce qu'il a fini dévoré, comme chez les mantes religieuses ou les araignées !). Dans beaucoup d'espèces, les femelles, en vieillissant, prennent le pouvoir. Chez les éléphants comme chez les chevaux, les matriarches guident et régentent le troupeau. Les jeunes femelles comme les jeunes mâles s'inclinent devant leur expérience et leur pouvoir. Quant aux vieux mâles, ils sont souvent bannis du groupe dès lors qu'ils ne peuvent plus assurer leur fonction reproductive, et finissent solitaires.

Dans le règne animal, les couples fidèles et élevant de concert leurs petits sont l'exception. Seuls ou presque, les oiseaux donnent cet exemple de dévouement sacrificiel, les parents s'épuisant ensemble à nourrir leur vorace couvée. Dans la plupart des autres cas, la charge de la survie de l'espèce repose sur les femelles, et sur elles seules. Elles mettent bas seules, élèvent seules, avant de se faire à nouveau saillir et de recommencer le cycle. Cerfs, lions de mer, morses, bisons se livrent à des combats à mort entre mâles rivaux dès lors que commence la saison du rut, pour engrosser à la chaîne des harems. Les femelles accaparées par les plus puissants, les mâles de second choix doivent se résoudre à une vie d'abstinence.

Pour libérer les mâles de la compétition sexuelle mais aussi garantir l'accès de chaque homme à la possibilité de se reproduire, l'espèce humaine, elle, a inventé la monogamie et le strict contrôle de la reproduction des femmes. Si toutes les civilisations ont sanctionné très sévèrement l'infidélité féminine, si elles ont porté au pinacle le statut de mère, c'était pour préserver le moyen d'assurer à chaque homme l'accès à une femme. Et, pour la biologiste allemande Meike Stoverock, le libérer ainsi de la compétition sexuelle, ce qui lui permet de consacrer son énergie à d'autres domaines, force de travail, création intellectuelle et artistique, tout ce qui est indispensable à la capitalisation des connaissances et fonde la civilisation.

Mais le règne du pénis n'en est pas jugulé pour autant. À l'ère de l'hédonisme triomphant, de ce « droit au bonheur » que chacun revendique, le désir masculin peut ne plus rencontrer de limites. La monogamie désormais, selon la thérapeute Esther Perel, n'est plus une femme pour la vie, mais une femme à la fois. La trajectoire d'un individu est devenue un patchwork, où le désir pousse d'histoires en histoires, que les rencontres en ligne alimentent sans fin. Les réseaux sociaux ont ouvert le règne des amours contingentes et versatiles, qui confrontent les femmes au perpétuel désir masculin. Lorsqu'elles ne sont plus considérées comme dignes de ce désir, parce qu'elles ont pris de l'âge, les femmes retrouvent l'éternelle loi animale qui les conduit à vivre seules, élever seules leurs enfants, pendant que les mâles poursuivent leur pitoyable danse de séduction, parce qu'ils ne se résolvent pas au vieillissement.

Précurseurs une fois encore, les Américains ont inventé de nouveaux mots pour désigner des pratiques longtemps subies par les femmes sans pour autant être nommées. Il y a le *manterrupting* (contraction anglaise de *man* et *interrupting*), cette tendance qu'ont les hommes à couper systématiquement la parole aux femmes, pour monopoliser le discours et imposer leurs arguments, même lorsqu'elles sont plus qualifiées qu'eux. Son corollaire est le *mansplaining*, qui désigne leur promptitude à tout vous expliquer, comme s'ils avaient passé un doctorat dans à peu près tous les domaines, alors que vous, vous venez tout juste de sortir du coquillage, et à poil, comme Aphrodite. Quand bien même vous seriez hautement qualifiée, ils seront toujours meilleurs que vous. Ou en tout cas en sont persuadés. Ah, il y a aussi le *manspreading*, que beaucoup d'hommes pratiquent naturellement, s'asseyant en écartant bien les jambes, notamment dans les transports en commun, comme s'il fallait à tout prix que leurs couilles respirent à l'aise. Tant pis pour les femmes assises à côté d'eux, astreintes à se recroqueviller. De toute façon, une vraie dame se tient toujours sur un siège les genoux serrés, c'est bien connu. On ne croise pas les jambes. On les écarte encore moins (sauf quand on s'appelle

Sharon Stone dans *Basic Instinct*, et qu'on s'est fait piéger par un réalisateur retors) : ce serait risquer de montrer sa culotte, abomination ! Même quand elle est virtuelle, puisque les femmes d'aujourd'hui portent de plus en plus le pantalon (sauf dans les institutions religieuses, où on continue à le leur interdire) : pendant le confinement de mars 2020, la bureaucratie française qui déborde d'inventivité avait même interdit la vente de bas et de collants. Pourtant, il a fallu attendre 2013 pour que le législateur pense à abolir une loi de 1800 interdisant aux femmes le port du pantalon : elles ne pouvaient se « travestir » qu'à bicyclette, à partir de 1892, et à cheval, mais seulement après 1930. Avant cette date, elles étaient donc obligées de monter en amazone, pour ne pas perdre leur sacro-sainte virginité.

Les écoféministes de mon acabit aimeraient parfois transformer les hommes en hippocampes : chez ces emblématiques et intrigants poissons, hélas en voie de disparition, c'est la femelle qui dépose les œufs fécondés dans la poche ventrale du mâle, lui confiant la mission de veiller sur leur gestation pendant qu'elle retourne vivre librement sa vie. Les douleurs de l'accouchement sont aussi réservées à monsieur, qui expulse au prix de grandes souffrances des centaines de bébés déjà tout formés de son abdomen tendu à l'extrême. Célébrons l'hippocampe, d'autant que cet organe, dans le cerveau humain, abrite la mémoire, véritable chef d'orchestre de notre organisme ! Vive les poissons, que nous connaissons pourtant si mal, puisque nous massacrons les océans. Ils ont tant à nous apprendre, tels ces brigadiers rouges, qui vivent en harem dans les récifs de corail : si le mâle se fait dévorer, la femelle la plus puissante prend la relève et change de sexe, acquérant tous les attributs masculins pour assurer la survie du groupe.

Masculinité toxique… une histoire de testostérone donc. Le matou en quête d'aventures se fait écraser ; le verrat pue, comme le bouc ; l'étalon vous met le souk dans l'écurie. Les animaux castrés vivent plus longtemps et en meilleure santé. C'était le sort réservé aux esclaves noirs dans les sociétés esclavagistes arabes, ce qui explique qu'ils n'aient pas eu de descendance et qu'on parle si peu de la traite moyen-orientale. Le rôle social des eunuques était pourtant considérable, et pas seulement dans les harems. Et les petits garçons à belle voix étaient encore transformés en castrats au XIXe siècle.

Même si les hommes ont mutilé et mutilent encore les femmes, amputant leurs organes du plaisir pour s'assurer de leur fidélité, même si toute une littérature énervée promeut des sociétés d'amazones, prêtes à émasculer les hommes, une fois assurée leur fonction reproductrice, pour les transformer en d'aimables et tranquilles compagnons, aucune femme censée n'oserait préconiser une solution aussi radicale à l'égard des hommes, même pour en finir avec les trafics de femmes, les réseaux de prostitution, les mariages précoces, les viols systématiques lors des conflits.

Il existe heureusement des hommes qui, aujourd'hui, tentent de rompre avec ce modèle de masculinité forcément virile et violente, cet « ethos viril et hégémonique, fondé sur un idéal de force physique, de fermeté morale, de puissance sexuelle et de domination masculine », comme l'écrivent Georges Duby et Michelle Perrot dans leur magistrale *Histoire des femmes*. D'autant que les codes évoluent avec les époques. Le rose, couleur hier réservée aux garçons (tandis que les filles, vouées à Marie, étaient habillées de bleu et blanc) est devenu symbole d'homosexualité. Les nobles du Grand Siècle portaient des perruques et des jabots qui en feraient aujourd'hui des « folles » et autres « tantouzes ». Les questions liées au genre ne cessent d'être remises en perspective. Défendre par exemple que l'agressivité est un douteux privilège masculin, et la féminité synonyme de douceur est aussi trompeur que naïf, comme le montrent les politiques violentes et bien peu humanistes menées en Inde par Indira Gandhi, en Israël par Golda Meir, en Angleterre par

Margaret Thatcher… Aucun sexe ne peut être enfermé dans des représentations normées, n'idéalisons pas l'un pour discréditer l'autre, acceptons la multiplicité, la différence, la capacité d'échapper au déterminisme, la complémentarité. Refusons les stéréotypes et la catégorisation. Beaucoup d'hommes aujourd'hui s'interrogent sur ce à quoi leur masculinité les assigne et refusent d'entrer dans un cadre normatif qui les gênent, voire les dégoûtent. Ceux qui ne craignent pas leur part féminine sont pourtant maltraités, car la célébration de la virilité et le sexisme ordinaire continuent de s'exercer au quotidien.

La sexualité des hommes doit être régulée, et les femmes elles-mêmes ont en la matière un rôle essentiel à jouer : tous les petits mâles triomphants ont d'abord été élevés par une maman. Beaucoup de femmes s'enorgueillissent même de n'avoir mis au monde que des fils (« Moi, je ne sais faire que des mecs »). Les mères adorent les coucougnettes de leurs fils. Et veillent sur elles avec amour. Et c'est bien là le problème. Toute mère devrait transmettre à son fils le respect des femmes, au lieu d'encenser sa force virile et de tout lui passer en s'ébaudissant de sa capacité séductrice, cultivant le syndrome « Rentrez vos poules, je lâche mon coq ».

Bien sûr, il est très difficile de ne pas « genrer » l'éducation de ses enfants, d'abord parce que, naturellement, les petits garçons ont tendance à privilégier des activités plus risquées, hardies et violentes que les petites filles (sans que cela soit une règle d'airain : beaucoup de mères favorisent ce biais, souvent sans même s'en rendre compte), ensuite parce que la plupart des parents ont tellement peur de « fabriquer » un petit homosexuel – comme si l'homosexualité était provoquée par l'éducation, alors qu'elle est presque toujours innée, y compris dans le monde animal – qu'ils survalorisent les attitudes viriles, préparant des hommes arrogants que les femmes auront à supporter tout le reste de leur vie, en tant qu'épouses, sœurs ou collègues. Élever ses fils en reproduisant les schémas machistes dont on a soi-même souffert, c'est une autre manifestation du syndrome de Stockholm, qui empêche les femmes elles-mêmes de construire un monde plus égalitaire, plus juste.

La bonne nouvelle pour l'humanité, c'est que la plupart des hommes se rangent en vieillissant. La plupart, car il faut toujours faire une exception pour les mâles alpha occupant des situations de pouvoir, qui préfèrent mourir en bandant que vieillir calmement. Ils se calment pour des raisons d'abord biologiques : leur taux de testostérone s'effondre. Votre vieux mari devient fidèle non parce qu'il ne veut plus, mais parce qu'il ne peut plus. La pilule bleue ? À condition que le cœur tienne. Dans le monde entier, l'espérance de vie masculine est inférieure à celle des femmes.

Apanage des seuls hommes, le fameux chromosome Y s'efface avec le temps. Le Y humain, qui présente une forte similitude avec celui du gorille, ne sert pas à grand-chose, sinon à la détermination du sexe (dans d'autres espèces, comme les reptiles, c'est la température qui fera de vous un mâle ou une femelle). Impliqué, entre autres joyeusetés, dans l'autisme, l'hyperactivité et l'addiction, il ne cesse de s'affaiblir au fil de l'évolution et semble disparaître des cellules masculines au fur et à mesure que celles-ci avancent en âge, au point qu'un généticien, Bryan Sykes, pronostique un « futur sans hommes » : en vieillissant, le système immunitaire masculin se dégrade, tandis que les plaques amyloïdes, responsables de la sénescence et de la maladie d'Alzheimer, s'accumulent dans le cerveau.

Raison de plus pour éviter un Rahan vieillissant.

Quand Rahan devient Râlant, assommez-le avec son déambulateur.

14.

Au prince charmant, préférons son cheval blanc

Réécrivons les contes de fées. Fini Blanche Neige, la nunuche faisant le ménage en chantant pour sept gnomes ! Fini Cendrillon, passant la serpillière chez la méchante belle-mère en attendant le prince charmant ! Sans doute parce que c'est une femme, Jennifer Lee, qui dirige désormais la création des studios Disney, la firme aux grandes oreilles suit attentivement les évolutions du monde, avec une longueur d'avance sur Hollywood. Hier tourné vers les WASP (White Anglo Saxon Protestant), la classe blanche dominante de l'Amérique prospère, avec ses héroïnes naïves rêvant de mariage princier, Disney a radicalement changé, célébrant désormais la reconnaissance des droits des minorités, les grands enjeux écologiques, et surtout le *female empowerment.*

La Reine des Neiges (2013) célèbre l'amour sororal, la réconciliation entre les peuples et la force des femmes. Pour la version filmée de *La Belle et la Bête,* choisir l'actrice Emma Watson, l'Hermione Granger géniale de la saga *Harry Potter*, icône du féminisme militant engagée dans l'humanitaire, c'est un manifeste : représentée en intellectuelle activiste, Belle n'a cure du prétendu prince charmant, Gaston, séducteur stupide masquant mal son homosexualité. À mille lieues de l'aspiration popote à se marier avec un prince riche et beau pour lui faire beaucoup d'enfants, les héroïnes disneyennes sont désormais des femmes libres, qui accomplissent elles-mêmes leur destin en toute indépendance. Comme Mulan la guerrière, Vaiana, l'audacieuse princesse polynésienne, ou la puissante Elsa qui réconcilie les peuples du Nord, Belle est plus forte et plus intrépide que les personnages masculins. Car les créations de Disney reflètent désormais le pouvoir montant des femmes dans le monde, de plus en plus diplômées et autonomes, refusant l'assignation à une mission domestique, et disposant d'un pouvoir d'achat croissant, dans des foyers de plus en plus monoparentaux. La firme a surtout compris aussi que ce sont de plus en plus des femmes qui emmènent leurs enfants au cinéma et dans les parcs d'attractions…

Allons plus loin : dans les dernières créations, le prince charmant a disparu. Les personnages masculins sont souvent un peu benêts. De braves gars gentils et pas trop compliqués. Et c'est un cheval blanc, Maximus, qui sauve la blonde Raiponce (qui devient brune quand sa longue chevelure est coupée, lui faisant perdre son pouvoir magique, mais aussi la libérant de son asservissement, curieux message…). Dans *La Reine des Neiges II*, Elsa ne doit sa survie qu'à Nokk, le cheval de glace, esprit de l'eau qui l'arrache à la noyade, à l'image de Sleipnir, la monture d'Odin dans la mythologie nordique. Au prince charmant, préférons son cheval blanc ! Ou noir. Ou rouan. Ou même son âne, comme *Antoinette dans les Cévennes*[1], qui vit avec Patrick aux longues oreilles une histoire d'amour bien plus gratifiante qu'avec son pitoyable amant.

Disney a changé parce que les mentalités ont changé. Et quand la nouvelle attraction Blanche-Neige, dans le parc Disneyland de Californie, entièrement revue pendant l'année de fermeture liée au Covid pour cesser d'effrayer les petits, se termine désormais par le fameux baiser d'amour censé libérer la belle endormie de son triste sort de momie, des chroniqueuses du *San Francisco Chronicle* tiquent : comment rajouter en 2021 une scène aux idées si rétrogrades sur ce qu'un homme est autorisé à faire à une femme,

1. Cette comédie de la réalisatrice Caroline Vignal met en scène une institutrice, interprétée par Laure Calamy (César 2021 de la meilleure actrice), partie à la poursuite de son amoureux dans les Cévennes, sur les traces de Stevenson, avec l'âne Patrick.

déplorent-elles. La question du consentement est devenue essentielle. Et on comprend leur surprise. À travers cette image en apparence innocente, le message délivré aux petites filles va à l'encontre de celui que promeut Disney dans ses derniers films : ne plus escompter le soutien protecteur d'un prince, mais miser avant tout sur elles-mêmes, faire preuve de hardiesse et de courage, puiser en elles la force d'affronter leur destin.

Comme Agnès Jaoui, réalisatrice brillantissime qui développe à travers ses films un regard juste et acéré sur les relations hommes-femmes, j'ai été marquée, enfant, par le personnage de Fifi Brindacier, cette toute petite fille rousse imaginée par la romancière suédoise Astrid Lindgren. Fifi vit entourée d'animaux. Personnalité généreuse, gentille, bienveillante, en quête permanente de justice dans un monde qui lui est souvent hostile, elle se caractérise par une force surhumaine, au point de porter elle-même son cheval dalmatien, Oncle Alfred, dont la robe tachetée, celle du knabstrup danois, ressemble aux appaloosas indiens. Fifi est une icône féministe avant l'heure, que la romancière avait inventée pour sa fille malade, Karin.

Nos héroïnes de jeunesse nous fascinent et nous façonnent. J'ai grandi avec Fantômette, personnage central d'une prolifique saga créée par Georges Chaulet dans les années 1960. D'une intelligence supérieure, capable de combattre les méchants avec humour et sans jamais tuer personne, la parfaite Fantômette était dotée de tous les talents, y compris celui de monter merveilleusement un superbe cheval noir. Mais ses deux amies, Ficelle et Boulotte, la maigre et la vorace, aussi stupides et naïves l'une que l'autre, me posaient déjà problème : c'était comme si l'auteur avait repris les éternels stéréotypes féminins pour mieux exalter son héroïne.

Dans tous les cas, la figure mythique d'un cheval merveilleux m'emportait loin de mon quotidien un peu triste d'une famille dominée par la figure centrale de l'enfant malade. Je rêvais bien sûr d'avoir MON cheval, mais dans les années 1970, deux parents professeurs de biologie ne pouvaient même pas imaginer un tel achat. Le cheval, alors que les poneys clubs n'existaient pas encore et que nous en étions réduites à chevaucher de grands machins réformés des courses, sous les vociférations de militaires qui ignoraient l'existence du mot pédagogie, c'était impensable. Un truc de riches. Inaccessible.

Pourtant, entre le Tornado de Zorro, l'Oncle Alfred de Fifi, Poly, Flamme et l'Étalon noir dans la Bibliothèque verte, le feu de l'amour était entretenu avec constance. C'est Crin-Blanc qui l'emportait haut la main, avec son image d'une Camargue sauvage où je rêvais de vivre un jour. Mes parents m'y emmenaient parfois, en guise de récompense suprême, mais arriver touriste en Camargue sans avoir les codes, c'était juste effleurer le rêve, se heurter aux barbelés d'un univers clos sur sa spécificité. Désillusion assurée.

Cette frustration forgeait ma détermination : dès que j'en aurai les moyens, les chevaux dicteraient ma vie. C'est à eux que je pensais sans cesse alors, pas aux garçons. La psychanalyse, qui sait toujours vous valoriser, prétend que l'engouement des jeunes filles pour les chevaux procède d'un transfert amoureux et sexuel. Admettons. Le transfert aura duré une vie entière. Un cheval, c'est un géant magnifique qui ne vous déçoit jamais. Même si vous ne le montez pas, il est toujours beau à regarder, il sent toujours bon. Son énorme sexe ne vous concerne pas – surtout si vous avez pris la précaution de le castrer, ou mieux, si vous avez opté pour une jument. Bref, un cheval, c'est la force d'un mec (mais il ne sait pas changer un pneu, hélas), sans les problèmes. Même si le grand amoureux des chevaux qu'est l'écrivain et éditeur Jean-Louis Gouraud a pu titrer son anthologie de textes érotiques *Le cheval est une femme comme une autre*, dans laquelle, comme dans les grottes ornées de Pech Merle, femmes et équidés s'entremêlent dans une danse vitale vouée à la célébration de la vie, de l'amour, de la nature, osons affirmer au contraire que l'homme est un cheval comme les autres ! Nous ne lui demandons plus de tirer la charrette de nos vies, de nous porter comme si nous étions incapables ou diminuées, mais d'enchanter chaque jour de notre existence.

Et si nous nous sentons une âme dévouée, un destin d'infirmière, adoptons de vieux chevaux ! Bien sûr, nous ne les avons pas connus au temps de leur splendeur. Mais ils feront de bonnes bêtes de compagnie. Pas super glamours d'accord, mais tellement attachantes. Avec le bonheur de faire une bonne action en leur épargnant l'abattoir.

Il faut beaucoup d'amour pour aimer le vieillissement de l'autre. Les hommes qui décident de prendre soin de leur épouse déclinante et préfèrent mourir avec elle que d'être privé de sa présence, tels le philosophe André Gorz et sa femme Dorine, condamnée, qui se suicident ensemble après cinquante-huit ans de vie partagée, nous bouleversent par l'amour absolu qui émane de leur geste. Vivre une telle fusion pendant si longtemps, c'est merveilleux. Bien peu d'entre nous auront la chance de connaître un tel conte de fées. La réalité est plutôt inverse : les femmes s'occupent de vieux messieurs de plus en plus subclaquants, accompagnant courageusement leurs vieux jours avant de finir seules la trajectoire de leur vie. Si vous avez eu la chance d'être quittée avant d'entrer dans la phase du *care*, sacerdoce auquel tant de femmes consacrent aujourd'hui leur temps et leur énergie dans l'ingratitude et l'indifférence générales, réjouissez-vous d'avoir été dispensée de ce terrible statut d'infirmière à temps plein ! Un tel dévouement sacrificiel nécessite des saintes, prêtes à faire le deuil de leur vie personnelle, de leurs loisirs, de leur insouciance, pour veiller au chevet de vieillards de moins en moins ragoûtants. Dont elles ont dû toute leur vie supporter les infidélités, les mensonges, les regards qui dérivent sur une silhouette avantageuse, sans beaucoup d'égard pour l'épouse fidèle qui accepte aujourd'hui de leur tenir la main lorsque vient le déclin.

Si vous avez eu la douleur d'être quittée précocement, savourez la chance d'avoir échappé à un tel dénouement ! Soyez-en reconnaissante, finalement, à celui qui vous a donné l'opportunité de vieillir sereinement, en vous initiant aux règles de la vie en solo quand vous étiez encore en pleine possession de vos moyens.

Oui, au prince charmant, préférons son cheval blanc ! Agréable à regarder, débonnaire et pas compliqué, simplement heureux d'être nourri et caressé, bref suffisamment intelligent pour ne nous faire passer avec lui que de bons moments.

15.

Avoir enfin la liberté de choix

Les conjugalités oppressantes, les femmes doivent à tout prix s'en libérer. Refuser les mécanismes pernicieux de la dépendance volontaire, ces « prisons où nous choisissons de vivre », comme l'écrit magnifiquement Doris Lessing. Vite, se sauver ! Ou mieux, refuser d'y entrer. Ne plus accepter d'être psychologiquement et physiquement maltraitée. Vivre seule, c'est être paisible. Ne pas se marier, garder la maîtrise de son destin. De sa trajectoire de vie.

Au Japon, vivre solo (et très longtemps, puisqu'avec 85 ans, ce pays détient l'espérance de vie la plus longue du monde) devient une réalité. Dans un pays où, selon l'Institut national de la population, près du tiers des 127 millions d'habitants a plus de 65 ans, un tiers des jeunes femmes choisit désormais de vivre seule. Nous avons déjà évoqué les *sheng nu* chinoises… Dans le monde entier, le célibat progresse, et si les jeunes hommes se mettent en couple de plus en plus tard, les femmes se retrouvent seules de plus en plus tôt. Une enquête récente le montre[1], les femmes célibataires des milieux populaires jugent même que vivre seule leur convient mieux, car elles sont moins astreintes aux tâches ménagères.

Toutes ces femmes qui choisissent de ne pas se mettre en couple ne sont pas pour autant vouées à l'abstinence, à la solitude, ou aux amours saphiques. Non, elles ne veulent pas se marier, c'est tout. Même quand elles ont des enfants. Ni bague au doigt ni corde au cou. Les femmes ont désormais envie de conserver la maîtrise de leur destin, de vivre à leur guise, refusant les règles d'une société qui consacre la domination masculine.

Il nous appartient aujourd'hui de décider. De prendre notre destin en main. Mais nous devons pour cela absolument nous départir de l'idée qu'il nous faut trouver un compagnon, un protecteur. C'est du vent. Une femme doit d'abord être autonome, concevoir sa vie de façon à n'avoir besoin de personne, trouver du bonheur dans son quotidien, acquérir les moyens de son indépendance financière. « Le premier mari de la femme, c'est le diplôme », déclare Djaïli Amadou

---

1. Pour en avoir une synthèse : http://www.slate.fr/story/199056/vivre-celibataire-aujourdhui-idees-recues-celibat-raisons-choix-vie-couple-profil

Amal, l'auteur des *Impatientes*, écrivaine peule mariée de force à dix-sept ans, et qui n'a trouvé son salut que dans l'écriture. Elle dénonce dans son livre le sort des femmes en Afrique, mariées précocement, astreintes aux plus durs travaux, véritables bêtes de somme des campagnes, éduquées à la soumission et à la patience, mutilées par l'excision, les mariages trop précoces, la polygamie, avec l'assentiment des plus âgées, les hommes ayant réussi à en faire leurs meilleures alliées dans l'oppression féminine. « Le bien-être des femmes ne doit jamais dépendre de la bienveillance des hommes », renchérit l'écrivaine nigériane Chimamanda Ngozi Adichie dans le très joli manifeste qu'elle adresse à une petite fille.

Les hommes avec qui nous choisissons de nous apparier ne doivent représenter pour nous que des cerises sur le gâteau de la vie. Un plus, qui embellit le quotidien, démultiplie le bonheur des voyages, du partage. Mais en aucun cas, une béquille.

Et puis, on peut très bien se passer de cerises, surtout en hiver. Les remplacer par des pommes ou des poires, des amies, de la famille, des personnes avec qui nous partageons les mêmes centres d'intérêt.

On peut aussi choisir de déguster un clafoutis : avoir plusieurs compagnons pour compenser les insuffisances de chacun, en sachant que si l'un n'est pas fiable, pas à la hauteur, nul besoin de lui régler amèrement son compte, puisqu'il suffit d'en prendre plusieurs. Composer le compagnon idéal, mais de façon fractionnée, en réunissant les qualités de chacun. Un Rubik's Cube masculin pour pallier les manques de nos chers alter ego, qui se croient tellement au-dessus de nous.

« Ressortir avec un ex, c'est comme retourner en prison : ne pas avoir compris la leçon. » Voilà comment Florence, ma sœur médecin, devenue sexologue spécialiste des maladies infectieuses, résume la tentation que nous avons toutes de faire le tour de notre carnet d'adresses après une séparation. Elle ajoute : « Il suffit que je passe quelques heures avec un ex pour comprendre pourquoi ça ne pouvait pas marcher. Le problème, c'est qu'entre temps, j'avais oublié. » Transformons donc les ex en *frex*, cet acronyme américain pour désigner les ex devenus *friends*, mais n'essayons surtout pas de remettre le couvert !

Lors de sa consultation du lundi matin à l'hôpital, Florence a droit aux descriptions détaillées de tout ce que les individus des deux sexes peuvent inventer pour se mettre en danger. « Incroyable ce que l'être humain est capable d'inventer pour pimenter sa sexualité ! » me dit-elle, en déplorant que son rôle soit surtout de prescrire des traitements post-exposition.

Dans le secret du cabinet, elle entend aussi les récits

sordides de viols commis sur des gamines qu'il faut prendre en charge et protéger. Parmi ses patientes, de nombreuses femmes africaines rendues séropositives par le comportement erratique et irresponsable de compagnons indifférents à leurs maternités. Bien prises en charge par des traitements antiviraux qui ont permis à leurs bébés de naître indemnes, ces femmes ont complètement intégré le concept « indétectable = intransmissible » et vivent désormais pleinement leur vie féminine, sans dévoiler le secret de leur séropositivité qui les ostraciserait. Mais la recherche de l'amour est pour elles un véritable parcours du combattant, plus encore que pour les autres femmes.

L'une d'elles a expliqué à ma sœur qu'elle cherche trois hommes, un Chic, un Chek, et un Choc. Un Chic pour sortir et frimer, un Chek pour lui offrir tout ce qu'elle souhaite (souvent un Blanc ravi d'avoir trouvé la perle exotique)…

« Et le Choc ? demande ma sœur.

– Le Choc, c'est l'amant idéal pour prendre son pied au lit, évidemment », réplique sa patiente.

Florence éclate de rire : voilà une femme qui a tout compris !

Tout le monde n'a pas la chance de rencontrer le prince charmant. Et quand bien même, il dure trois mois en général. Ensuite, il faut remplacer ses piles.

Ou son propre regard sur lui : se dire que non, ce n'est pas Lui, mais qu'on peut quand même le garder. Mais pas tout seul. Finalement, Chic, Chek et Choc, c'est sans doute la trilogie idéale, comme les trois petits cochons du conte. Le prince charmant en kit, à assembler soi-même. Avec discrétion, la société détestant les femmes libres et le leur faisant payer, comme on brûlait naguère les sorcières.

Bien sûr, il peut théoriquement exister des compagnons parfaits. Tant mieux pour celles qui les ont dénichés. Mais toutes les femmes ne disposent pas d'un microscope à balayage électronique ou d'un laser LiDAR dernier cri : la réalité, c'est que de tels hommes sont quand même relativement rares, surtout sur le long terme (au début, tout est forcément merveilleux : « Balai neuf marche toujours », dit l'adage). Et qu'à partir du moment où une femme accepte qu'un homme puisse se sentir des droits sur elle, elle se met en situation de vulnérabilité. Elle entre dans un système relationnel de sujétion, où elle doit rendre des comptes sur tout, son emploi du temps, ses fréquentations, et même ses goûts. Se muer en bonne maîtresse de maison, en hôtesse accueillante, en compagne attentionnée. Tant que la relation n'est pas institutionnalisée, une femme conserve toute sa liberté. Et l'homme se montre sous son meilleur jour, pour espérer la garder. Dès qu'elle consent à un engagement, elle a perdu sa liberté. Et elle peut le payer très cher, psychologiquement et physiquement.

Les hommes doivent comprendre que la femme qui accepte de partager leur vie n'en devient pas pour autant leur chose. Elle n'est ni la gardienne du foyer, ni l'infirmière des vieux jours, ni la secrétaire, ni la femme de ménage, ni l'intendante, ni la gentille petite esclave sexuelle, ni la compagne entièrement vouée à leur confort et à leur bien-être, même si elle veut bien, temporairement et sans excès, endosser alternativement chacun de ces rôles. Non, elle reste elle-même. Leur égale, leur partenaire, leur alter ego féminin, avec sa propre identité et ses propres attentes. C'est souvent si difficile à faire comprendre, cette exigence d'égalité, qu'elle nécessiterait une refonte de l'éducation des garçons autant que des représentations dans lesquelles ils baignent. Tant de femmes vous confient que leur mari leur rend la vie infernale ! La béquille initiale s'est transformée en boulet : vivre avec un homme, c'est trop souvent accepter qu'il vous dicte son emploi du temps, qu'il attende de vous que vous soyez disponible. « Un homme à la maison, il faut sans cesse l'occuper. Sinon il tourne en rond, ronchonne, et vous pourrit la vie », se lâchent les femmes quand elles se retrouvent entre elles. « Et ça ne s'améliore pas en vieillissant. »

Voir revenir l'époux à la maison maintenant qu'il

est à la retraite fait de la vie de certaines épouses un enfer. Parce qu'il s'ennuie, ne sait pas s'occuper, a tout le temps des demandes matérielles, se plaint sans cesse de sa santé, occupant comme un gros chien privé d'espace le territoire où sa femme régnait jusque-là en toute tranquillité. Le pourcentage de séparations tardives, chez les sexagénaires et plus, ne fait donc qu'augmenter. « Comment imaginer que je vais passer le reste de mon temps libre avec cette personne à qui je n'ai plus rien à dire ? » On appelle ça le divorce à la japonaise, après vingt, trente, voire quarante ans de vie commune. Ce sont les épouses qui, deux fois sur trois, prennent l'initiative de la séparation. Parce qu'elles veulent désormais contrôler leur vie et la mener à leur guise. Entrer enfin dans l'âge de la maturité leur fait prendre conscience d'à quel point cette liberté si difficile à reconquérir est précieuse.

Plusieurs facteurs entrent en ligne de compte dans cette explosion des divorces tardifs. Bien sûr, et au premier chef, l'allongement de l'espérance de vie : quand on décédait à cinquante ans en moyenne, les mariages se concluaient généralement par les funérailles de l'un ou l'autre conjoint. Les femmes mouraient beaucoup en couches et pour celles qui devenaient veuves, « refaire sa vie » était socialement impensable. Un veuf se remariait rapidement pour trouver une femme qui s'occuperait de lui. Une veuve, non : considérées comme trop vieilles pour avoir une vie sexuelle, hypothèse qui aurait scandalisé, elles se vêtaient « modestement » de couleurs ternes, et menaient une vie dévote jusqu'à leur mort. Leur unique destin : se racornir en attendant la fin.

Mais quand l'espérance de vie atteint quatre-vingts ans et qu'hommes et femmes restent jeunes et en pleine forme à des âges avancés, un mariage conclu hâtivement dans la jeunesse peut difficilement durer un demi-siècle. D'autant que l'autonomie économique des femmes a changé la donne. Voilà pourquoi entre divorces à la cinquantaine, séparations à la soixantaine, veuvages dix ans plus tard, beaucoup de femmes vivent seules. Et s'en félicitent. Non seulement les ex-baby-boomers choisissent le plus souvent de vieillir seuls ou bien avec des partenaires changeants, mais ils ne sont pas, comme leurs parents, des charges pour la société : les « Trente Glorieuses », cette période de grande prospérité qui a accompagné le baby-boom, après la Seconde Guerre mondiale, leur a donné les moyens de s'assumer financièrement, et même de faire prendre en charge leur dépendance par du personnel salarié.

Dans les pays riches, l'avènement des panthères grises, ces seniores post-Mai 68, a donc provoqué un basculement sociétal : c'est la première fois qu'une génération est plus riche que celles qui lui succèdent et que son pouvoir économique se double d'un pouvoir intellectuel et d'une domination de fait, dans les médias, la culture, et même la musique et la mode. Pas étonnant que les retraités soient appelés *jubilados* en Espagne !

La société vers laquelle nous nous acheminons est peut-être celle d'un nouveau modèle familial : après la famille élargie vivant dans un lieu unique avec une mobilité réduite, dans le monde rural de l'ère préindustrielle, puis la famille nucléaire centrée autour du couple et de ses enfants dans l'ère capitaliste de la croissance économique et de l'urbanisation rapides, voici venu le temps des solos, qui trouvent dans leur solitude revendiquée la liberté de choix dont le mariage les avait dépossédés. Les magazines publient régulièrement des hit-parades des meilleures villes où prendre sa retraite. Des communautés fermées exclusivement réservées aux seniors (surtout des femmes, dans les faits) éclosent partout dans le monde, non pas isolées, mais reliées au monde, car, si les *silver* veulent tranquillité et sécurité, ils ont aussi besoin de distractions et de liens sociaux.

Hier, les femmes vivaient solidaires dans des communautés religieuses appelées béguinages. Ces dernières renaissent aujourd'hui sous une forme laïque. Bien vieillir ensemble, dans un esprit serein, partager des activités tout en préservant son espace d'intimité, telle est la nouvelle déclinaison du vivre-ensemble. Le bain social, les activités partagées, petit jardinage, cercles de paroles, cuisine, culture… Loin de se retrouver en vases clos, les modernes seniores sont connectées au monde. Elles aspirent aujourd'hui à s'adonner à tout ce qu'elles n'avaient pas le temps de faire lorsqu'elles élevaient leurs enfants en travaillant. Voilà pourquoi leurs enfants ont beaucoup de mal à les utiliser comme nounous, « Ma mère a un agenda de ministre ! » déplorent-ils.

Immergées dans le mouvement du monde, à la campagne souvent, ou dans de petites villes où le logement coûte moins cher, mais reliées aux grandes cités, aux aéroports, aux sites touristiques, les femmes d'aujourd'hui vivent pleinement leur vie. Et elles sont si épanouies qu'à rebours de la génération précédente, qui voyait les jeunes fuir à toutes jambes la tutelle jugée oppressante de leurs parents, leurs grands enfants reviennent souvent s'installer chez elles, ou tout près, pour profiter d'une aisance et de facilités que leurs propres revenus ne leur permettent pas de s'offrir.

Bien sûr, il ne faut pas sous-estimer la pauvreté matérielle de celles qui se sont retrouvées seules alors qu'elles n'avaient ni métier ni diplômes, et qui vivotent avec une minuscule retraite. Mais ce sont aussi ces femmes qui trouvent un intérêt à rejoindre des communautés solidaires, où chacune s'entraide et partage, dans une frugalité simple, mais chaleureuse. Retrouvant une nouvelle harmonie, un nouvel équilibre. Une force immense. Parfois de nouveau en couple, plus souvent seules, mais ni solitaires, ni isolées.

Bonheur de la sororité, puissance de la vie.

16.

Moi, les hommes, je les adore…

Quand j'ai décidé d'écrire ce livre, j'ai tout de suite su que je courais le risque d'être cataloguée dans la série des frustrées, des aigries, des « nanas qui n'aiment pas les mecs », celles qui ont un compte à régler… Vous connaissez la liste, elle est interminable. Discréditer d'emblée, c'est aussi un moyen de se protéger contre des opinions dissonantes, ou peu agréables à entendre. Le petit livre de Pauline Harmange *Moi, les hommes, je les déteste* a eu un succès fou. Le style de bouquin défouloir qui fait du bien.

Les hommes, moi, je n'ai rien contre. Au contraire, je les adore. Mariée trente ans, un père encore présent, malgré un redoutable AVC, un fils aimant, des cousins, des oncles, des collègues, et plus si affinités, les hommes font partie de ma vie. Je n'ai aucun préjugé défavorable, beaucoup d'affection et de tendresse à leur égard, aucune animosité.

Mais quand même… Je trouve souvent qu'ils se

permettent des attitudes et des réflexions qu'aucune femme ne s'autoriserait à leur égard. Comme si la conviction de leur supériorité et de leur indispensabilité était tellement ancrée en eux qu'ils ne pouvaient imaginer à quel point ils sont au contraire superfétatoires. L'idéal pour qu'ils restent charmants serait de n'avoir avec eux que des rapports dénués à la fois de séduction et de dépendance matérielle.

Sauf que dans le monde tel qu'il est conçu, et je suis navrée de devoir l'admettre, nous avons besoin d'eux. Vous avez beau proclamer votre parfaite égalité, quelques désagréments physiologiques viennent généralement vous rappeler que, non, pas tout à fait. Car égalité n'est pas similitude : prétendre que les femmes et les hommes disposent des mêmes aptitudes, c'est ignorer la biologie. Plus de gras pour les unes, plus de muscles pour les autres. Les premières enfantent, les seconds défendent. Il nous manque encore physiologiquement quelques muscles pour nous dépatouiller vraiment toutes seules, dans un monde conçu visiblement par des esprits masculins, avec la force physique qui accompagne généralement le chromosome Y. Jeune. Vieux, il est tout décati, vous l'avez compris.

Et pour les femmes, c'est quand même très énervant.

Des exemples ? Dévisser un truc qui a été serré par un fort en biscoteaux. Le pneu, le bocal, le robinet, tout, en fait. Vous me direz, il suffit d'avoir le bon outil. Donc, règle numéro un : toute femme doit se procurer une trousse à outils. Les fabricants l'ont compris, et il existe maintenant même des sécateurs « spécial petites mains ». Mignon, non ? Je suis convaincue que certains se disent que mon choix du sécateur n'est pas innocent : le fameux pénis manquant du père Freud nous attend toujours au coin du subconscient. Mais non, j'adore jardiner, comme beaucoup d'entre nous.

En revanche, pénis manquant ou pas, il est un outil que j'aimerais bannir de l'univers masculin. La tronçonneuse. Pas un hasard si elle commence par un T elle aussi. Et qu'elle a donné lieu à un film culte, en 1974. Ne surtout pas laisser seul un homme armé d'une tronçonneuse, même une seule minute ! Comme l'enfant dans la baignoire. Ne pas tourner le dos. La tronçonneuse et l'homme, c'est l'équivalent de ces plages d'Hawaï où la vague géante n'attend que votre seconde d'inattention pour tout engloutir. Le petit jardin où vous regardez avec amour, depuis dix ans, pousser le chèvrefeuille et le noisetier en fait immédiatement les frais.

Et quand, découvrant l'ampleur du massacre, vous essayez bravement de ne pas pleurer (parce que, c'est bien connu, les bonnes femmes sont des pleurnicheuses), l'homme à la tronçonneuse vous assène, avec ce mépris condescendant que vous ne connaissez que trop (*mansplaining* !), que « rien n'est meilleur pour une plante qu'une bonne taille ».

L'expérience montre, hélas, que non. Le chèvrefeuille ne s'en remettra jamais. Vous non plus.

Pourtant, ce même homme qui manipule la tronçonneuse comme Thor (je sais bien que Thor avait un marteau, mais l'analogie me semble parlante) craint de vous voir, vous, armée d'un sécateur, même petites mains. Pourquoi ?

1) « Vous allez vous faire mal, ma petite dame » (vous reconnaissez le ton paternaliste) ;

2) « ce n'est pas féminin » (comme servir le vin, commander un tartare bien épicé, manger des tripes, crier, rire trop fort et dire des gros mots).

Eh oui, nous avons été éduquées pour plaire, pas pour être puissantes. Encore moins viriles. Douces et délicates, donc désirables.

En réalité, Freud oblige, monsieur n'aime pas voir madame brandir un objet coupant (seul le rouleau à pâtisserie, qui la renvoie à son rôle domestique, semble toléré). Il est bien connu que toute femme est une castratrice en puissance, voir chapitres précédents. C'est vrai : chaque fois que j'ai dû faire castrer un étalon – 500 kilos de désir brut, irrépressible et bruyant –, j'ai eu droit à des réflexions choquées. Ou attristées. Les vrais hommes montent des étalons. Et les femmes qui veulent montrer qu'« elles en ont », aussi. Même si, dans leur immense majorité, ils n'en maîtrisent pas les pulsions et vous braillent de dégager si vous montez une jument.

Il n'y a pas que les bocaux vissés par Thor : une femme est régulièrement confrontée à tout un tas de trucs inamovibles sans déchaînement de puissance masculine. Style sacs de terreau ou de croquettes pour chiens de 20 kilos, que vous n'arrivez même pas à coller dans le chariot. Ou machines à laver. Car, c'est universel hélas, la tâche du monde la moins bien partagée, c'est la lessive. Qui dit femme, dit lessive. Les mecs fabriquent les machines à laver, les femmes les utilisent.

Eh bien, le monde est mal fait. Vous avez déjà essayé de déplacer une machine à laver ? Pas de la réparer (tout le monde sait bien que les fabricants font exprès d'installer des pompes de vidange faites pour tomber en panne : obsolescence programmée), non, juste, puisqu'elle ne marche plus, de la déplacer pour installer la nouvelle. Pendant les confinements, les machines à laver ont tourné à plein régime dans les foyers. Nous avons donc toutes (mais pas tous, hélas) découvert leur propension à tomber en panne. Et celle des vendeurs à déposer la nouvelle pile devant chez vous, histoire d'« éviter la contamination ». Ils ont eu bon dos, les gestes barrières !

Si le monde était conçu par des femmes, les machines à laver 1) ne tomberaient pas si souvent en panne ; 2) seraient facilement réparables, sans avoir à les retourner, pesant comme des ânes morts, avec le tambour bloqué et le linge trempé à l'intérieur ; 3) seraient fabriquées dans des matériaux interchangeables. Au lieu de nécessiter la venue sans cesse ajournée de gros bras confits de suffisance, qui lorgnent au passage l'anatomie de votre fille, pour savoir si le service n'est pas immédiatement négociable.

Parlons aussi des voitures, des ordinateurs, des chaudières, du siphon bouché. On la voit venir de loin, la bonne femme ! Dans un monde financiarisé où tout le monde essaie de joindre les deux bouts, est payé au résultat et doit faire du chiffre, la femme seule est l'équivalent de la brebis éloignée du troupeau. La proie facile et consentante, qui permet d'arrondir peinard les fins de mois. Et quand on est femme, il faut l'assumer. Soit être jeune et payer de ses charmes, soit être vieille et payer tout court. Dans les deux cas, assumer d'être prise pour une conne.

La féminisation des outils et des process est un immense chantier qui a commencé il y a bien peu de temps : en travaux manuels au lycée, les filles de mon temps apprenaient à tricoter des chaussons, les garçons construisaient des camions. Pendant que nous nous escrimions sur les rangées de mailles, ils concevaient des circuits électriques, démontaient des moteurs, réparaient des vélos. Les femmes seraient-elles incompatibles avec les machines ? À moins qu'elles ne soient elles-mêmes considérées comme telles. Certes, nous avons Marie Curie, première femme titulaire d'une chaire de physique en 1906. Mais il faut attendre 1960 pour que l'agrégation de mathématiques devienne mixte, 1972 pour que l'École polytechnique accepte sa première femme, Anne Chopinet, reçue major en plus ! Quand je l'ai vue défiler, en tête, sur les Champs-Élysées, le 14 juillet 1973, avec son petit chapeau rond, dont je me demandais, à treize ans, s'il avait un rapport avec son prénom, quelle fierté ! Et sa carrière ultra-brillante ne l'a pas empêchée d'avoir cinq enfants, tous aussi brillants. Chapeau Chopinet (je regrette juste qu'elle ait pris très vite le nom de son mari pour passer inaperçue...).

Il faut que les femmes s'emparent des machines, de l'écologie industrielle, qu'elles puissent réparer, recycler, réutiliser tous ces objets du quotidien qui leur gâchent la vie lorsqu'ils cessent de fonctionner. De plus en plus nombreuses aujourd'hui sont celles qui conduisent des camions, manient des scies sauteuses, réparent les baignoires et changent les batteries. Elles ont compris qu'elles pouvaient – qu'elles devaient ! – assumer ces tâches hier masculines. Mais les femmes sont encore trop peu nombreuses dans les études scientifiques et techniques (sauf en véto, où elles ont complètement éclipsé les hommes), et les cursus d'ingénieurs. Or nous avons besoin d'elles, de leur regard, de leur prise en compte de nos spécificités physiques pour concevoir non seulement des sécateurs, mais aussi des machines à laver, des voitures et les microprocesseurs de la révolution digitale.

Mais pas de tronçonneuses.

17.

Solitaire ? Oui, comme un diamant…

Si de nombreuses trentenaires continuent de rêver au prince charmant et désespèrent de le rencontrer, c'est aussi qu'elles ont une peur panique de vieillir seule. Même au XXIe siècle, la célibataire est toujours suspecte. Elle porte le poids d'un terrible soupçon : personne n'a voulu d'elle. Personne, cela ne signifie qu'une chose : « la communauté des hommes ». Vivre seule, c'est forcément un échec aux yeux de la société, y compris d'ailleurs pour les femmes mariées, même quand leur couple leur fait vivre un enfer et qu'elles rêvent d'être débarrassées de la violence conjugale, psychologique, physique, matérielle qu'elles subissent au quotidien.

Pendant longtemps, les célibataires ont donc été considérées comme des victimes qui subissaient forcément une situation peu enviable. Et pour certaines, c'était vrai et compliqué, en temps de guerre notamment, où les femmes ont certes remplacé les hommes partis au front, mais se sont aussi retrouvées veuves, sans ressources et sans formation professionnelle, en raison de l'hécatombe des champs de bataille. L'essor véritable du féminisme date de la Première Guerre mondiale.

Mais qu'une femme décide de vivre sa vie sans passer par la case conjugalité, et le qualificatif de « vieille fille » continue de la désigner, aussi péjoratif que compatissant. Tout le mépris et la pitié du monde enfermés dans deux petits mots.

Les vieilles filles, on leur donnait du mademoiselle pour les distinguer des femmes mariées, respectablement enfermées dans leur statut conjugal. Mademoiselle, ça signifie en filigrane qui a conservé sa virginité. Moi qui ai toujours voulu « conserver mon nom de jeune fille » (l'expression, qui porte en elle-même tant de sexisme, a été proscrite en 2016 par le Haut Conseil à l'égalité entre les femmes et les hommes, mais cela n'a rien changé !), je dois me battre pour qu'on ne m'appelle pas ainsi : j'ai régulièrement droit soit à mademoiselle, soit au nom de mon ex-mari. Comme si je ne pouvais pas exister en tant que sujet autonome, qui, certes, s'est mariée, mais qui a toujours porté son nom de naissance. « Mademoiselle », alors que j'ai été mariée trente ans et que j'ai trois enfants ! L'administration adore vous adresser ce type d'insulte…

Les féministes américaines, encore et toujours elles, ont raison de se battre pour instaurer le terme neutre de Ms. Enfin, qu'est-ce que c'est que cette survivance totalement archaïque, qui proclame à la cantonade votre disponibilité sexuelle ? Je ne vais pas vous faire le coup du damoiseau qui distinguerait l'homme célibataire du monsieur marié, vous le connaissez par cœur. Mais les femmes n'en ont pas fini avec l'infériorité institutionnalisée dans laquelle les plonge le mariage. Ou le célibat. Se marier, c'est encore trop souvent changer de nom. OK, aujourd'hui, on peut accoler les deux. Mais ne donner que son propre nom à son enfant, c'est toujours impossible si le papa existe quelque part, même très loin. Combien de femmes élevant seules leurs enfants et partant en voyage à l'étranger se retrouvent ainsi dans une situation compliquée, comme si leur lien avec les personnes de petite taille qui les accompagne devait être prouvé ? La loi tente de changer cet état de fait.

Maintenant, posons la question inverse : pourquoi la plupart des femmes qui se marient plongent-elles dans le nom de leur mari comme une délivrance ? Pourquoi le conservent-elles même après leur divorce, comme si le leur, leur véritable filiation, avait cessé d'exister ? Syndrome de Stockholm encore ? Désir de ne pas s'appeler différemment de ses enfants, pour éviter le cirque aux frontières ? Nous avons eu ainsi la maîtresse officielle d'un président de la République française, François Hollande, qui portait le nom de son ancien mari. Il devait être content, l'ex, de voir ainsi son propre nom sans cesse brocardé par les médias, qui adoraient se moquer de la maîtresse – comme ils se moquent de toute façon de tout personnage public (« Embrasse-moi sur la bouche. La bouche ! »).

Les femmes devraient toujours conserver leur nom. Il fait partie de leur identité, de leur histoire, de leurs racines. Accoler celui de leur conjoint si elles le souhaitent, mais seulement si lui aussi fait la même chose. Quand je me suis mariée, l'inspecteur d'académie m'a interpellée publiquement :

« Alors, comment doit-on vous appeler maintenant ?

– Toujours pareil.

– Vous allez au-devant des pires ennuis. »

Il avait l'air très en colère.

Pourtant, seul l'usage conduit les femmes à se déposséder de leur nom pour endosser celui de leur mari. La loi dit l'inverse. Elle date de 1781, la Révolution française. La révolution féministe reste encore à faire.

Finalement, trente ans plus tard, aucun ennui (sinon mademoiselle) et la satisfaction que mon divorce n'ait rien changé à ma vie, sur ce plan-là en tout cas. Je n'ai pas à afficher mon statut comme une bannière.

Pourtant, je ne m'agace jamais contre ceux qui

s'obstinent à m'appeler de mon nom de femme mariée, ou même, continuent de me dire « votre mari » dix ans plus tard, alors qu'il s'est déjà remarié deux fois depuis. Stupeur de découvrir son nom sur mon certificat de vaccination anti-Covid en 2021, alors que je ne l'indique plus jamais nulle part ! Dans la Drôme, où il a été député, tout le monde continue de me renvoyer à lui. Les gens ne sont pas malintentionnés, juste prisonniers des représentations et du sexisme ambiant. Mais que l'administration ne me traite pas sournoisement de vieille fille !

Divorce, veuvage, célibat, départ lointain des enfants... beaucoup de femmes se retrouvent seules. Et plus elles avancent en âge, plus la proportion augmente, jusqu'à représenter les deux tiers des plus de quatre-vingts ans. Il faudrait donc cesser de prendre pour une anomalie ce qui est en train de devenir la règle. L'écrivaine Madeleine Chapsal, grande amoureuse, donc forcément scandaleuse, s'insurge dans son *Journal* qu'avec tant de femmes seules dans le monde, le célibat soit toujours perçu comme un échec.

À soixante ans, j'ai été en couple près de quarante ans. Depuis dix ans, ma vie m'appartient pleinement. La rupture douloureuse de mes cinquante ans, que j'ai perçue sur le moment comme un effondrement, une amputation, a été finalement une libération. Mais on m'interroge souvent, sans malice je crois – les gens compatissent vraiment : « Mais la solitude ne vous pèse pas trop ? ».

Je souris intérieurement. Quelle solitude ? Qui est seule dans le monde d'aujourd'hui, avec tant d'activités et trois enfants (même grands, les enfants ont toujours besoin de leurs parents) ? Qui est seule, dans cette société hyper-connectée où les sollicitations sont permanentes, les réseaux sociaux un foisonnement incessant de distractions et d'interactions, et la prétendue « dématérialisation » de formalités de plus en plus nombreuses, une occasion inouïe de perdre son temps en affrontant la bêtise bornée des logiciels ? Toute personne qui, aujourd'hui, veut rester connectée au monde ne s'ennuie jamais. Les journées passent à toute allure. La vie passe à toute allure. Se retrouver, souffler devient un impératif, au point que les agences de voyages vendent aujourd'hui un nouveau concept, le voyage intérieur. Partir loin du bruit pour se retrouver soi. Se déconnecter demande aujourd'hui au moins autant de temps et d'énergie que de vivre connectée.

Seul ne veut pas dire solitaire. La langue allemande distingue ainsi l'adjectif *allein*, qui signifie seul, dans une pièce, à un moment donné, de l'adjectif *einsam*, qui signifie à la fois seul, l'équivalent de notre solitaire, mais aussi unique, au sein de l'unicité. *Einsam* peut aussi désigner un lieu isolé. Tout le paradoxe est là :

nous voulons être seules, mais dans une bulle rassurante. Pas un lieu où nous nous sentons en danger, pas un lieu où nous sommes privées de liens avec le monde, mais un lieu où la tranquillité nous procure une bulle de liberté.

Quand j'étais jeune mère de famille, il suffisait que je m'asseye dans un fauteuil avec un journal pour que toute la famille me fonde dessus : si je lisais la presse, c'est que j'avais du temps. Et si j'avais du temps, c'est que je pouvais régler tous les petits soucis matériels de chacun. J'avais l'impression de courir toute la journée sans un seul moment pour prendre le temps de réfléchir à tout ce qui pesait sur mes épaules.

Nous éprouvons toutes le désir de ces temps de respiration. Ces moments où se ressourcer, méditer permettent de retrouver la paix intérieure. C'est ce qui nous donne la force de retourner affronter le monde, où notre condition de femme ne nous facilite pas la tâche, en ayant retrouvé la sérénité. Le répit nécessaire pour renouer avec les fondamentaux de l'amour, de l'amitié, de l'attachement, à l'égard de ceux qui nous environnent et qui, parfois, quand ils font tellement partie de notre quotidien que l'on oublie de les regarder, nous agacent. Cultiver les liens humains comme on cultive son jardin. Donner aux autres un temps d'écoute et de tendresse.

Même lorsque vous n'avez ni enfants, parce que vous avez choisi de ne pas en avoir, ni métier, parce que vous avez eu la chance, soit d'être rentière, soit d'accéder à cette retraite tant convoitée par nombre d'entre nous et de plus en plus lointaine, soit encore parce que vous êtes restée toute votre vie « femme au foyer », expression suintant la condescendance, comme chaque fois qu'il s'agit du métier invisible et gratuit des femmes, vivre seule n'est pas vivre solitaire. Pas plus qu'être astreinte à l'abstinence et à la chasteté. Juste avoir la liberté de choix.

La liberté de choix, c'est une grande chance, pour les choses essentielles comme pour les petits plaisirs du quotidien. Dormir en étoile dans son lit et se réveiller au milieu de la nuit pour bouquiner ou admirer la lune sans avoir d'explications à donner. Regarder se lever le soleil en se demandant quels vont être les plaisirs de la journée. Pouvoir la mener à sa guise. Choisir la sortie, le film, le plat, le livre, sans devoir se justifier. Réinventer sa vie chaque jour. Être maîtresse de son emploi du temps, de ses occupations, de ses plaisirs, de ses bonheurs. Sans jamais avoir à se justifier. Qui n'aime pas la solitude n'aime pas la liberté, disait Schopenhauer.

Solitaire ? Oui. Comme un diamant.

18.

Merci à la cape d'invisibilité !

Aujourd'hui, les femmes ont un grand avantage sur les hommes : elles vivent plus longtemps et en meilleure santé. Vieillir est un bonheur et un privilège qui leur permet d'ajouter de nouveaux qualificatifs à la série des *s* : sorcière ? scandaleuse ? Non, sereine enfin. Des survivantes toujours. Délivrées de l'injonction permanente de plaire. Libérées de la tyrannie de la séduction.

Toutes font en effet le même constat : vieillir, c'est devenir transparente. Le regard des hommes vous traverse comme une vitre. Ils ne vous voient plus. La séduction, le désir, dans toutes les espèces, sont rattachés à la capacité de procréer. L'idée qu'une femme ménopausée, ou même stérile (combien d'épouses répudiées dans l'histoire pour ce motif, en réalité imputable à leurs maris…), puisse continuer à avoir des relations sexuelles a longtemps été considérée comme obscène. Dans nombre de sociétés traditionnelles encore, la veuve doit se résoudre à la mort sociale, ou, pour celles qui pratiquent toujours le lévirat, en Afrique occidentale notamment, épouser le frère de son mari. Son autonomie n'est même pas envisageable !

Au contraire, en Occident, le culte du jeunisme et la cécité masculine face aux femmes qui sont sorties de leur convoitise ont un immense avantage : l'âge confère une forme d'impunité, qui nous permet désormais d'agir à notre guise. Passé « un certain âge », vous n'êtes plus une proie (sauf si vous jugez bon d'exhiber la joaillerie de famille à Barbès, le nouveau Bronx parisien). Une femme qui vieillit endosse une cape d'invisibilité, comme dans *Harry Potter*, et ce cadeau de la vie lui confère une formidable liberté. Enfin, vous pouvez être vous-même !

Une nouvelle ère s'ouvre pour celles qui n'ont plus à se conformer aux canons sociaux qui assignent aux femmes jeunes le devoir d'être sexuellement accortes. Elles ont enfin la possibilité de nouer des amitiés dénuées de toute ambiguïté, d'en finir avec les rapports de séduction, qui faussent les relations entre les hommes et les femmes. Enfin, elles peuvent être évaluées sur leurs seules valeurs humaines et compétences professionnelles, et non sur leur physique. En finir avec l'horreur du harcèlement, quelle tranquillité ! Pas d'interjections à connotation sexuelle, pas de regard lubrique, juste des relations normales. Pouvoir discuter amicalement avec de jeunes hommes, en toute liberté, sans ambiguïté. Être libérée de la séduction à tout prix ne veut pas dire ne plus plaire. Juste ne pas être encombrée par ces regards lubriques, insistants, qui vous sexualisent malgré vous et vous transforment en bidoche interchangeable. L'invisibilité vous immunise.

Mais elle n'empêche nullement les amitiés amoureuses, le bonheur de nouer avec des partenaires qui n'attendent rien d'autre de vous des relations sincères et vraies, dénuées de rapports de force, de la possession. La tendresse et la complicité, oui, du sexe apaisé si l'envie naît, mais, surtout, de la confiance, de la sérénité, des occurrences en pointillé, ou plus si affinités. En toute liberté. Sans exigence d'exclusivité, sans contrôle de votre emploi du temps, sans jugement sur vos choix. Parfois une atmosphère impalpable de séduction qui persiste, en filigrane, avec celles ou ceux qui sont touchés par ce qui émane de votre personnalité, mais sans devoir de concrétisation, sans « dette de sexe » ! C'est cela, avancer en âge, la complétude sans la servitude. Caroline Ida emploie dans *Génération silver* le joli terme d'aventure amico-sexuelle. Oui, l'alchimie peut se produire à tout âge !

Il se passe d'ailleurs quelque chose d'étrange : pour beaucoup d'hommes jeunes, les femmes mûres sont rassurantes, en tout cas celles qui ne jouent plus sur le registre de la séduction, qui les met mal à l'aise. Elles ont un côté maternant qui leur permet de quitter leur panoplie de petit coq et d'être eux-mêmes, sans s'enfermer dans cette virilité que la société attend d'eux. Ils n'hésitent pas à se confier à elles, même sur des choses très personnelles. En Afrique, on vous appelle « Maman » dès que vous commencez à grisonner. C'est à la fois un terme de respect, mais aussi d'une certaine affection, teintée de confiance et de familiarité.

Prendre de l'âge, c'est tellement reposant ! Enfin, pouvoir être soi, rire aux éclats, choisir des vêtements et des chaussures confortables, douillets, pratiques... Ou pas. Même si une mémé en stilettos continue à paraître un peu inquiétante, toute femme devrait avoir le droit, si elle le souhaite, de continuer à se jucher sur des talons aiguilles ! Ou pas. Angela Merkel porte invariablement la même veste, qu'elle a fait confectionner dans diverses couleurs. Quels que soient le lieu, l'événement, une tenue identique. Et il ne vient l'idée à personne de sexualiser la chancelière d'Allemagne. Compétente, professionnelle, humaine aussi, et même maternante, bien qu'elle n'ait pas eu d'enfant, la force qui se dégage de son attitude dégagée de toute sexualité rassure. Elle est d'abord – ou fut d'abord – la tête puissante d'un pays influent. Vive les Allemands ! Malgré la tendance de certains d'entre eux à voir encore les femmes qui travaillent comme des « mères corbeaux », le triptyque *Kinder-Küche-Kirche* (enfants-cuisine-église) n'ayant pas totalement disparu des mentalités populaires, Ursula von der Leyen, quand elle était ministre de la Famille d'Angela Merkel, a su faire progresser la cause des femmes allemandes en instituant des crèches et un salaire parental. Une autre femme impressionnante de détermination. Et qui a eu sept enfants !

Il reste pourtant à écrire un nouvel acte au statut de la femme en Occident quand elle quitte le terrain de la séduction aliénante des jeunes années. Les représentations oscillent trop souvent encore entre deux pôles opposés : maternante et maléfique. Maternante, elle rassure. Mais qu'elle ne s'avise pas de vouloir jouer encore la carte de la séduction, elle sera jugée ridicule ou sorcière. Donc maléfique.

Malgré un volontarisme législatif qui tente de corriger leur arriération en la matière, les Français ont encore beaucoup de progrès à faire. Comme les peuples méditerranéens en général. Le Gaulois est perçu comme congénitalement libertin, alors que la prétendue « exception sexuelle » française et la culture revendiquée de la gaudriole révèlent surtout des mentalités néandertaliennes (pardon à l'homme de Neandertal, qui était beaucoup moins borné qu'on l'a longtemps cru, finalement). Nos députés, crème de la nation, représentants du peuple, osent toujours lancer des remarques sexistes et pousser des cris de volaille quand une élue prend la parole à la tribune, ou s'esclaffer face à une jeune ministre de l'Écologie qui porte une robe à fleurs. L'ancienne porte-parole du gouvernement Macron devait même affronter leurs quolibets en tant que femme noire et bien en chair ! Elle a fini par quitter la politique, comme beaucoup de ses consœurs. Être libérée de ce permanent scanner masculin, quel soulagement... L'Assemblée nationale n'est pourtant pas le calendrier vivant des dieux du stade, loin de là. En réalité, ces femmes sont moquées parce que leur jeunesse les expose au regard sexualisé des hommes. Plus âgées, les élues y échappent : elles sont devenues « respectables ». Sortez de vos cavernes, les Gaulois !

À toutes les jeunes femmes qui ont peur de vieillir et perçoivent comme insoutenable la perte de leur capacité de séduction, aux quadras et aux quinquas qui se prennent de plein fouet les affres de la mi-vie, je veux dire : n'ayez pas peur du temps qui passe ! Ne craignez pas la maturité ! Vieillir, c'est aussi grandir émotionnellement et moralement. Prendre du recul et apprendre la tendresse, devenir capable d'apprécier chaque minute de la vie. La vie est une trajectoire en zigzags qui vous fait traverser bien des épreuves, mais vous y gagnez de la force, de la sérénité, le sentiment que plus rien ne peut vous atteindre.

Vieillir vous transforme en matriarche, au meilleur sens du terme : dans la nature, on l'a vu, ce sont les femelles âgées qui veillent sur le troupeau. Entrer dans l'âge argenté est jubilatoire. Ne plus avoir de comptes à rendre à personne ! « J'ai attendu impérativement de devenir vieux. Parce que cela pouvait être un moyen d'échapper à ce que les gens attendent de vous », c'est l'exergue de *La Voyageuse de nuit*, ce beau récit que Laure Adler consacre à la vieillesse. La formule est du poète suédois Lars Norén. Elle me frappe par sa justesse. Oui, vieillir, c'est se libérer. Et encore plus lorsqu'on est une femme.

Libérée des injonctions parentales, libérée de la tyrannie maritale, libérée du souci de chaque instant d'avoir à élever de jeunes enfants, ces adorables petits vampires prêts à vous sucer la moelle jusqu'à votre dernier souffle, mais pour qui vous vous seriez fait crucifier. Les petits-enfants les ont remplacés, et c'est le beau rôle. Les câlins, sans les contraintes. Ils vous regardent avec adoration, et vous pouvez leur consacrer des moments choisis. Ségolène Royal, quatre enfants, a écrit en 1987 *Le Printemps des grands-parents*, qui célébrait leur rôle essentiel : une nouvelle génération d'adultes jeunes et en pleine forme s'est intercalée entre les anciens, que l'on appelle désormais les aînés, et les parents. La moitié des quinquagénaires d'aujourd'hui ont des petits-enfants. Pendant les confinements, beaucoup de ces jeunes grands-parents n'ont pas pu les recevoir, pas pu s'en occuper. Le vide fut cruel. Mamie, le mot le plus doux de la langue française : ma mie.

Maintenant que nous vivons en pleine santé de plus en plus longtemps, notre troisième mi-temps est, comme au football ou au rugby, la meilleure de toutes. La retraite enfin (quoique de plus en plus tard). Du temps pour soi. Tellement d'activités possibles que les agendas se remplissent et qu'on ne sait plus où donner de la tête. Et puis, tant de rencontres… Placées sous le signe de l'amitié, de la fête, des activités partagées. De l'amour parfois.

Mais un autre amour, plus sincère, plus vrai, dépouillé de cette convoitise sexuelle qui vous abaissait. Quand le regard des hommes ne vous englue plus d'un désir fondé uniquement sur vos attraits physiques, qui nie votre intelligence, votre individualité, c'est aussi une forme de dessillement libérateur qui vous affranchit. Observer le manège des bellâtres et des séducteurs avec détachement : « Dire qu'hier j'aurais gâché ma vie pour ce présomptueux qui s'imagine irrésistible ! » Un immense éclat de rire rentré vous fait jeter sur l'univers de la séduction un regard aussi distancié que compatissant. Enfin s'ouvrent de vraies relations, fondées sur l'amitié, la sincérité, et non sur cette séduction, mélange de rapport de force et de désir, qui fausse tout. Être enfin soi-même. Couleurs vives. Bonheur de vivre.

Toutes les femmes que je rencontre aujourd'hui me disent éprouver ce même sentiment de libération. Le regard des hommes, leur évaluation, leurs jugements définitifs ne comptent plus à leurs yeux. Une femme accomplie ne veut plus être jugée sur son physique, comme elle l'a été toute sa vie. Et justement, vieillir vous exclut de la compétition. Essayer de s'y maintenir est un combat perdu d'avance. Tant mieux ! La femme mûre a acquis le droit d'être elle-même. Un droit chèrement payé. Beaucoup en ont tellement bavé !

Les seniores n'acceptent plus qu'un homme empiète sur leur liberté. Leur fasse des remarques ou des reproches, sur leur physique, leurs manies. Qui, il faut bien le reconnaître, s'aggravent avec l'âge.

Je sais qu'un homme n'a rien à faire dans ma vie quand, voyant ma maison, il prononce cette phrase fatidique : il faudrait que tu ranges. C'est vrai, ma tendance à empiler des objets acquis au fil de mes voyages transforme mes lieux de vie en capharnaüms. Ma grand-mère, mes tantes, mes sœurs fonctionnent exactement de la même façon : dans l'accumulation protectrice. Pourquoi, sans être eux-mêmes des parangons du rangement, les hommes détestent-ils le désordre ? Parce que bobonne ne fait pas son boulot derrière eux.

Tant pis ! Quand je vois la nouvelle mode du rangement par le vide, à la Marie Kondõ, les livres à succès qui transforment votre intérieur en showroom déserté, j'ai une impression de désastre. La collapsologie à l'échelle domestique. À quels souvenirs se raccrocher quand votre maison n'est plus qu'un squelette de couleurs beiges, ivoire, noires ? Votre vie transformée en bonsaï. L'art du minimalisme. Plus un livre, plus un magazine qui traînent, sauf s'ils sont considérés comme des critères de distinction, à la Bourdieu. Ou une forme de décoration, comme cette nouvelle mode du tsundoku, qui consiste à entasser des piles de livres qu'on n'a pas lus, juste pour frimer. Dans le registre japonais, je préfère le kintsugi. Même ce qu'on a cassé, on peut le réparer !

Alors que tout se dématérialise, qui dira le bonheur de se lover dans un canapé douillet avec un bon bouquin, dont on peut corner les pages, l'abandonner retourné n'importe où pour reprendre sa lecture plus tard ! Que personne ne s'avise de digitaliser mon univers ! Je revendique au contraire le droit de me fabriquer des doudous émotionnels. Chaque voyage, chaque moment heureux, un souvenir suffit à vous le rappeler, comme la fameuse madeleine. Ce sont les minuscules chaussons de votre bébé devenu grand, le chapelet de buis rapporté de Lourdes, la bague hippocampe achetée à Hawaï, le coquillage rose ramassé sur une plage de Bretagne… Tout comme les enfants ont besoin d'objets transitionnels pour accompagner l'inévitable séparation d'avec leur mère et leur accomplissement en tant que sujets autonomes, nos souvenirs sont autant de petits cailloux blancs qui nous permettent d'avancer sur le chemin de la vie sans rompre avec notre passé, ces émotions si fortes ressenties lors d'un voyage, d'une rencontre, d'un rite vécu collectivement.

Beaucoup d'entre nous vieilliront seuls. Nous avons besoin de présences autour de nous. Des objets bien sûr, mais pas seulement, des animaux familiers aussi, et surtout des amis. Nous avons besoin de former de petites communautés solidaires où chacun vit chez soi, avec ses souvenirs, mais entouré des autres.

Partager des espaces communs, cuisine, jardin, mais aussi salons et buanderies, est sans doute la solution de demain. C'est ce que tentent d'inventer les nouveaux « écolieux », qui éclosent partout dans le monde. Il en existe une vingtaine en France, à l'initiative du mouvement Colibris, qui s'adressent à tous les âges et se donnent pour projet de vie de concilier le civisme écologique, une forme de simplicité et de retour à l'essentiel, et la fraternité. Ou la sororité !

De plus en plus de personnes âgées, face à l'ostracisme social dont elles se sentent victimes, et à l'inhumanité de certaines maisons de retraite, construisent ainsi ensemble des lieux de sociabilité, où elles partagent leurs préoccupations et leurs loisirs, veillant les unes sur les autres. Aux États-Unis, pays de pionniers, certaines, retraitées, veuves, choisissent même de poursuivre la route en camping-car, comme le montre le film *Nomadland*, de Chloé Zhao, consacrée aux Oscars en 2021. Une association RVing Women tente de fédérer ces nouvelles nomades.

Contre la ghettoïsation dans les Ehpad, il faut inventer de nouvelles façons de vieillir ensemble : nous allons être de plus en plus nombreux ! Refusons que l'on enferme les personnes âgées dans des lieux à visée mercantile, pour les y maltraiter autant que le personnel qui s'occupe d'elles. Les priver de leur petit musée personnel et de leurs animaux familiers, c'est abominable et cela déclenche souvent une sénescence accélérée. L'immense majorité des personnes âgées expriment la volonté de vieillir chez elles, au milieu de leurs souvenirs. Pourtant, elles sont 750 000 à vivre en Ehpad en France. Réinventons des maisons de retraite humanistes, au lieu d'accepter qu'elles soient devenues des placements financiers soumis à des impératifs de rentabilité ! Renversons les sujétions en y instaurant des « conseils des anciens », décisionnaires : les pensionnaires des maisons de retraite sont d'abord des *clients*, qui ont le droit d'exprimer leurs attentes et de faire valoir leurs droits. Il devrait être interdit de les muer en mineurs privés de leur libre arbitre, et même de les cadenasser, comme le font trop de maisons de retraite au motif de protéger leurs pensionnaires. On parle de plus en plus d'écoféminisme, militons pour un sénioféminisme : principales pensionnaires des maisons de retraite, les femmes âgées ont le droit de choisir où elles veulent passer les dernières années de leur vie. Comme cette dame de cent trois ans, Jacqueline Chevalérias, qui décide en mai 2021 de quitter sa maison de retraite bretonne pour retourner vivre chez elle, en région parisienne.

Aujourd'hui, ma demande, comme celle de Jacqueline – prénom que j'aime particulièrement, car il était celui de ma mère – est claire : laissez-moi, comme on le fait en Afrique, vieillir dans un coin de ma maison, tranquillement. Ne me bannissez pas de ce lieu familier que j'aime plus que tout, parce que j'y suis chez moi.

Sénioféminisme. Revêtues de leur cape d'invisibilité, les mamies d'aujourd'hui sont les nouvelles super-héroïnes du monde !

19.

Salvatrice ménopause

Quand, en avril 2021, la comédienne Corinne Masiero, cinquante-sept ans, se dénude aux Césars pour dénoncer l'étranglement de la culture en situation de pandémie, les attaques contre son physique fusent. « Une femme ménopausée ne montre pas son corps ! » Quand un homme court nu sur un stade, personne ne commente son aspect physique. Mais, passé cinquante ans, une femme devrait se cacher. Même les Femen veillent à n'exhiber que de jeunes femmes considérées comme désirables !

Pourtant, avec une espérance de vie de plus de quatre-vingts ans, dont au moins vingt années en bonne santé après soixante ans, il existe pour les femmes vivant en Occident une longue vie en bonne santé après la ménopause. Une existence où elles sont délivrées des entraves liées aux menstruations, des angoisses de la procréation et des tracas de la contraception. Et c'est un immense soulagement. Une vraie libération. Bienheureuse ménopause, qui nous exonère de ce féminin si dur à porter !

Pendant quarante ans, les règles gâchent la vie des femmes. Leurs répercussions physiques, maux de tête et de ventre, irritabilité, fatigue, ne sont pas reconnus, il faut « faire avec » et continuer de mener une vie normale. Sans même parler de l'endométriose, maladie qui a mis très longtemps à être reconnue par la médecine, alors qu'elle touche une femme sur dix et provoque des douleurs insoutenables. Dans nombre de sociétés traditionnelles, leurs menstruations valent en outre aux femmes d'être bannies socialement, isolées à l'écart, car vues comme « impures ». Pour s'approprier les codes de cette relégation, se sont créés, partout dans le monde, des cercles de parole où elles se retrouvent en toute intimité, les « tentes rouges », dénomination tirée du best-seller de la romancière américaine Anita Diamant.

Qu'il s'agisse des matelas salis que l'on tente de récupérer au petit matin, des moqueries au lycée en cas de tache sur le short, les règles restent honteuses. Elles confrontent les lycéennes, les migrantes, les réfugiées à la difficulté de trouver des sanitaires propres et des garnitures efficaces, quoi qu'en dise la publicité, qui essaie toujours de vous convaincre que vous pouvez ignorer le sang menstruel grâce à ses protections révolutionnaires, certes plus chères, mais tellement plus performantes, comme le montre l'absorption immédiate d'un étrange liquide bleu par un tissu immaculé. L'Écosse est le premier pays au monde à avoir voté la gratuité des protections hygiéniques, qui représentent un lourd poste de dépense pour les familles pauvres.

Entre la douleur causée par les tampons, les infections urinaires, le budget garnitures périodiques (comme le budget couches pour bébés), leur survenue au mauvais moment et au mauvais endroit, avoir ses règles est un calvaire mensuel pour tant d'entre nous ! Et encore plus pour celles que l'écologie renvoie au lavage manuel de leurs protections, ce qui représente une sacrée régression quand même. Alors, vive la fin des règles ! Et vive la fin de la peur de tomber enceinte !

Il a fallu des siècles pour que les femmes se débarrassent de cette crainte, la grossesse non désirée, qui les accompagne pendant toute leur vie fertile. Aujourd'hui, c'est toujours sur leurs épaules que reposent la charge mentale de la contraception, mais aussi leur protection contre les maladies sexuellement transmissibles. Il leur faut composer avec les partenaires qui refusent les préservatifs et leur transmettent des saloperies, condylomes, chlamydias et autres joyeusetés. La syphilis a fait son grand retour. Toutes les femmes connaissent la petite musique égoïste du « je ne supporte pas la capote ». Par confort personnel, leur partenaire les expose non seulement à des contaminations, dont elles subissent les contrecoups toute leur vie, mais aussi au risque d'une grossesse indésirable. Elles doivent donc, pour se préserver, se médicaliser en avalant des contraceptifs oraux qui ne sont jamais anodins pour l'organisme, surtout lorsqu'ils sont pris sur longue période. Mais la nocivité de la pilule reste un sujet tabou : ne symbolise-t-elle pas toujours la libération des femmes ? Les risques de thrombose qu'elle entraîne ne sont venus récemment sur le tapis que lorsqu'il s'est agi de disculper un certain vaccin contre la Covid d'effets secondaires jugés comme tellement minimes en comparaison ! Décider qu'on arrête de la prendre, comme le proclame Sabrina Debusquat en 2017, c'est toujours s'exposer au risque d'un avortement, puisque la contraception reste un problème féminin. *Marre de souffrir pour ma contraception*, son manifeste féministe, recueille pourtant des milliers de signatures.

Partout, interrompre une grossesse, que l'on utilise l'aspiration ou les comprimés abortifs, qui déclenchent d'insoutenables contractions, reste une dure épreuve. Le délai pour agir est restreint : 12 semaines en France (contre 14 en Espagne et même 22 au Royaume-Uni). Une grossesse non désirée étant jugée bien pire qu'un avortement, même risqué, une gestation sur trois est interrompue, ce qui scandalise les traditionalistes, pour qui toute vie est sacrée, même non souhaitée. Dans beaucoup de pays, les femmes n'ont pas la maîtrise de leur corps. Il leur est interdit d'avorter. Alors que tomber enceinte hors mariage signifie le bannissement familial et social.

Oui, pour les femmes, la ménopause est un soulagement. Une libération. Pourtant, le mot reste tabou, honteux, comme tout ce qui touche à la vie intime des femmes sans être sexuel. Il faut se libérer de ces menottes psychiques ! Toujours présentée comme le signe honteux du vieillissement, donc du déclassement, la ménopause survient aujourd'hui chez des femmes toujours jeunes et en forme. Elle peut se déclencher à partir de quarante-cinq ans, même si c'est généralement cinq à dix ans plus tard. Rien qu'en France, 11 millions de femmes sont concernées. Onze millions de femmes ménopausées ! Alors, cessons de raconter n'importe quoi à leur sujet. De les englober dans un vaste gloubi-boulga, qui va des vieilles dames de Faizant à la mère Denis, en passant par Cruella d'enfer.

Dès que je lis un article sur le sujet, je peux immédiatement savoir s'il a été écrit par une femme qui sait de quoi il en retourne, ou par un(e) journaliste qui nous en parle comme des Papous. Les fameuses bouffées de chaleur sont le marronnier des ignorant(e)s.

Arrêtez de raconter n'importe quoi : NON, les femmes ménopausées ne souffrent pas de « bouffées de chaleur ». Lorsque celles-ci surviennent, ce qui n'est pas toujours le cas, c'est toujours AVANT.

Pendant une durée qui peut être de plusieurs années, les femmes ont toujours leurs règles, mais de façon de plus en plus sporadique, au point qu'elles se demandent sans cesse si elles ne sont pas enceintes. Les médecins, qui ne connaissent rien à la ménopause, décrètent qu'une femme est ménopausée quand ses menstruations se sont arrêtées depuis plus d'un an. Imaginez ce type de diagnostic transposé à ces pauvres messieurs qui vivent eux aussi leur métamorphose : « Vous ne bandez plus depuis un an ? C'est bon ! Andropause ! »

Sauf que la femme ménopausée, elle, est toujours parfaitement en état de marche, si je peux m'exprimer ainsi. Elle n'a pas besoin, elle, de petites pilules bleues pour que ses sens soient pleinement en éveil. Juste d'un partenaire un peu plus stimulant que les vieux messieurs bedonnants qui la croquent (la pilule bleue) pour se redonner un peu de vigueur. Entre viagra et injections de testostérone censées ranimer les virilités fatiguées, l'industrie de la « manopause », titre d'une couverture de *Time* en 2014, est devenue un filon en or pour les labos. La quête de l'éternelle jeunesse s'est emparée des hommes, toujours en quête des 3 P : le pouvoir, la performance, la passion. Ridicule ? Pathétique ? Ne jugeons pas, sauf que ce sont quand même les femmes qui trinquent.

La femme qui *s'achemine* vers la ménopause peut donc connaître des bouffées de chaleur, mais elles ne sont pas systématiques. Que ces désagréments physiques soient un grand sujet de moquerie sociale demeure une énigme. Ou plutôt non : la confirmation que la femme vieillissante doit devenir asexuée et invisible si elle veut éviter les sarcasmes masculins. Que les femmes doivent affronter en silence, comme si c'était honteux, l'irrégularité de menstruations de plus en plus espacées, parfois hémorragiques, à une période où elles sont épuisées par un chamboulement hormonal majeur, c'est ça qui est honteux, pas les bouffées de chaleur ! Si les hommes devaient traverser pareille épreuve (et rien ne nous est d'ailleurs épargné des aléas de leur prostate), ils auraient depuis longtemps pris le problème en main, inventé des congés spécifiques, ou de meilleures prises en charge médicales. Mais ces « bonnes femmes qui font suer avec leurs vapeurs » doivent juste dissimuler du mieux qu'elles peuvent la tare censée les périmer sur un marché sexuel dicté par le désir masculin, lui-même biologiquement assujetti à la fécondabilité. Ce qui, concrètement, ramène le mec bandant à un instinct de primate.

Contrairement à ses homologues masculins du

même âge, une femme ménopausée est en parfait état de marche, elle. Elle n'a aucun problème sexuel, elle, si toutefois elle ne doit pas se coltiner au pieu un vieux barbon racorni et yéti. Mettez Rahan dans son lit (sans son déambulateur) et elle est aussi performante qu'une jeune ! Le problème vient de l'homme, pas de la femme. De nombreux auteurs masculins se sont épanchés sur les souffrances causées par le déclin de leur virilité. Dans *Au-delà de cette limite votre ticket n'est plus valable*, Romain Gary, sexagénaire, met en scène son double littéraire obsédé par la peur de l'impuissance. L'adulescent saisi par le démon de midi est d'abord un homme qui craint de ne plus bander et espère qu'une nymphette pourra ressusciter sa virilité défaillante. La perspective de la panne mécanique est d'autant plus terrible pour l'homme qui vieillit que la craindre, c'est la susciter. La femme, elle, est avantagée : personne ne lui demande de réaliser des prouesses au lit. Ce qui ne l'empêche nullement de s'y livrer. Quand elle est inspirée.

Une femme ménopausée se sent tellement soulagée ! Elle entre dans une existence qu'elle peut vivre pleinement, librement, en pleine santé le plus souvent. Médicaliser systématiquement la ménopause, comme essaient de le faire les laboratoires, est une hérésie quand tout se passe bien : combien d'effets secondaires indésirables liés à ces traitements hormonaux substitutifs (THS), jamais anodins pour l'organisme, surtout lorsqu'ils se prolongent ou sont mal dosés ! Certains gynécologues collent systématiquement leurs patientes sous THS, comme si la ménopause était une maladie. « À vagin sec, cerveau sec », proclame l'un d'eux, réputé excellent pourtant. La pilule dès quinze ans, les THS ensuite, et voilà comment on passe toute sa vie sous camisole chimique. Tout en ne mangeant que bio.

Il existe bien sûr des inconvénients dus à l'âge. Certains doivent être combattus, comme l'ostéoporose, ou la plus forte exposition aux maladies cardiovasculaires, liées à la disparition de la protection hormonale. La sarcopénie, cette fonte de la masse musculaire des personnes âgées, guette les seniors, et ils ne doivent pas se priver de laitages, de viandes, de tous ces aliments riches en protéines animales et en calcium. Faire attention au tabac et à l'alcool, dont les ravages sur les organismes féminins sont redoutables : à consommation égale, les femmes risquent des atteintes neurologiques et des accidents hémorragiques beaucoup plus graves et fréquents, dont les conséquences peuvent être dramatiques.

Diagnostics tardifs, prises en charge insuffisantes, médicaments inadaptés, les femmes continuent de souffrir d'une médecine conçue par et pour les hommes, ce qui réduit leurs chances de survie. Travaillant autant, sinon plus qu'eux, puisqu'elles doublent leur activité professionnelle des tâches domestiques, elles sont de plus en plus victimes de maladies détectées trop tardivement, et mal soignées dès lors qu'elles ne concernent pas des organes spécifiquement féminins (seins et appareil reproducteur), au point que la généticienne Claudine Junien dénonce la « médecine-bikini » et appelle à inclure davantage de femmes dans la recherche et les essais cliniques. De plus en plus de femmes meurent d'accidents cardiovasculaires, infarctus et AVC, mal détectés et mal soignés. Elles appellent les secours trop tard, et on leur donne des pilules pour les crises d'angoisse !

Mais le temps des vieilles dames édentées et courbées est terminé. Le troisième âge dans la première moitié du XXIe siècle est l'équivalent du deuxième un siècle plus tôt. Nous sommes jeunes et en forme très longtemps. Nul besoin d'être Madonna ou Jane Fonda pour le réaliser, même si elles font figure de modèles. Continuons à marcher, à pédaler, à chevaucher – toutes sortes d'espèces... –, sans nous laisser enfermer dans des représentations périmées ! L'hygiène buccale, une alimentation appropriée, le maintien d'une activité sportive et un bon suivi médical transforment les post-sexagénaires d'aujourd'hui en quadragénaires d'hier.

Alors bien sûr, il arrive très souvent que de petites douleurs vous rappellent que vous n'êtes pas tout à fait une rose de l'année (quoique...). Les articulations, le dos, le ventre, les pieds..., les points de fragilité sont nombreux. Tout excès se fait sentir – un repas trop riche, un sprint à froid pour attraper l'autobus, une nuit blanche. Et les sacs trop lourds, quand on continue, comme moi, à vouloir transporter sa maison avec soi. Mais ces inconvénients sont souvent parfaitement surmontables si, justement, on n'en fait pas une maladie. À partir d'un « certain âge », variable selon les personnes, on a toujours un peu mal quelque part. En se réveillant, on est rouillé. Parfois, un élancement subi dans un organe inconnu nous alerte. La bonne nouvelle, c'est que le petit point douloureux se déplace au gré des jours. Et ça, c'est rassurant. Avoir mal partout, c'est bon signe !

Les douleurs d'origine psychique n'en sont pas moins réelles. Nous savons toutes que, face à ce qui nous inquiète, nous développons des stratégies de protection qui nous focalisent sur un mal-être physique, quand la véritable raison est autre. Une de mes amies détestait tellement son patron, qui multipliait les reproches à son encontre, qu'elle déclenchait de terribles crises d'angoisse avant de se rendre au travail. Si bien que, chaque matin, elle se demandait si elle n'avait pas un cancer quelque part. Elle a fini par changer d'emploi. Et tous les maux se sont volatilisés !

Avoir mal quelque part, c'est détourner l'attention de notre cerveau du stress psychique. Occuper notre esprit sur cette migraine, cet estomac qui brûle, ces vertèbres qui « coincent » nous fait oublier que notre questionnement est d'abord existentiel. Pour traiter ces affections, non pas imaginaires, car nous les ressentons réellement, mais bénignes et liées d'abord à des raisons psychologiques, il existe bien des « spécialistes », de la dame qui « conjure » au rebouteux qui « remet les vertèbres déplacées » (si c'était vrai, vous seriez paralysée, et dans un fauteuil roulant). L'acupuncteur, le naturopathe, le lithothérapeute, qui utilise le pouvoir guérisseur des pierres, et tant d'autres, marabouts, guérisseurs, voyantes, professeurs de yoga, de shiatsu, de sophrologie, maîtres en reiki magnétiseurs, et autres manipulateurs de bols guérisseurs tibétains, soignent d'abord notre mal-être. Ils sont à l'écoute de notre cerveau.

Ces marchands de bien-être ne sont pas différents dans leur démarche des actuelles thérapies positives qui rencontrent un immense succès. Pourquoi les traiter de charlatans s'ils font du bien sans trop alléger votre portefeuille ? Dans la nébuleuse New Age, vous n'avez que l'embarras du choix. Méfions-nous cependant de l'emprise, met en garde l'anthropologue Pascale Jamoulle, pour qui les blessures narcissiques ouvrent le champ à de dangereux gourous. La méditation, la marche ou la religion sont moins coûteuses (quoique…) et tout aussi efficaces. Chacune est libre de choisir sa potion magique. Et le pouvoir des placebos est tel que ça marche. Si vous croyez que c'est bon pour vous, vous vous sentez déjà mieux. L'inverse est vrai aussi avec les nocébos, tant le pouvoir de l'autosuggestion est puissant. Au Mali, Bogum, un guide dogon qui exerçait aux temps heureux où l'on pouvait encore séjourner sans risque dans les falaises de Bandiagara, me racontait que les touristes, et particulièrement les femmes, se croyaient toujours obligées d'ingurgiter les aliments douteux qu'on leur proposait, histoire de ne vexer personne. Il suffisait qu'il les mette en garde après coup pour qu'elles tombent malades. Notre capacité à somatiser est illimitée.

Et la tourista, une indéniable réalité aussi, hélas.

Ne nous voilons pas la face : les seniores sont devenues la pierre philosophale de milliers de structures opportunistes, sur les starting-blocks pour commuer leur longévité en or. Prétendant nous aider à bien vieillir, la silver économie sévit dans tous les domaines, maisons de retraite bien sûr, mais aussi domotique, cosmétique, urbanisme, soins divers… De jeunes loups du marketing, prêts à croquer du vieux, et surtout de la vieille, leur inventent de nouveaux objets, toujours très coûteux, censés rendre plus belle leur vie. Les prétendues crèmes anti-âge tutoient des sommets financiers. Et pour les fourguer, les publicités visant à banaliser la vieillesse se multiplient, recourant sans vergogne et sans pudeur aux corps de personnes âgées, comme si la première revendication des seniors était d'exhiber leur anatomie. S'imaginent-ils vraiment que les chevelures argentées sont dupes de cette offensive décomplexée ? Non, les femmes mûres ne sont pas des vaches à lait !

Vieillir, bien sûr, c'est angoissant. Mais il faut le vivre avec bonheur, en acceptant qu'on n'est plus l'adolescente capable de faire un parcours d'obstacles sur un cheval trop vert, la quadragénaire qui escalade les montagnes, la nageuse expérimentée qui affronte les vagues déchaînées. Ne pas se priver de ce qu'on aime, mais se souvenir que les réflexes sont amoindris, les capacités de récupération moins efficaces. Continuer, mais se surveiller discrètement. Le déni est aussi dangereux en la matière que l'enfermement dans un statut de « vieux », qui vous auto-condamne à la relégation, à des activités du quatrième âge, celui où on devient effectivement un peu trop fragile et cassant, ce qui n'empêche nullement de bons moments !

Autant il ne faut pas négliger la douleur persistante qui s'installe, comme trop de femmes le font, refusant de s'écouter et allant consulter trop tardivement, ce qui limite leurs chances de guérison, autant être trop à l'écoute de son corps, c'est aussi risquer l'hypocondrie, accorder trop d'importance à tous les maux réels, mais bénins, d'un organisme qui prend de l'âge. Et surtout donner le pouvoir à la médecine allopathique de s'emparer de vous. Une fois que vous êtes devenue l'otage du système de santé, vous êtes fichue : n'oubliez pas que bien des structures doivent faire tourner les machines, rentabiliser des acquisitions coûteuses, conserver l'agrément pour certaines opérations, agrément conditionné à la réalisation d'un nombre donné d'actes. Une femme vieillissante, en bonne santé globale, mais inquiète sur des points de détail, est le cobaye idéal. Et comme prendre un médicament ou subir une intervention chirurgicale n'est jamais un acte anodin, tout déséquilibre introduit artificiellement et sans nécessité dans la machine de notre corps, plutôt bien conçue, en suscite d'autres.

Restons prudentes et mesurées ! Les examens de contrôle systématiques, invasifs, douloureux, et trop souvent porteurs de « faux positifs » ou de « doutes » qui induisent d'autres examens, encore plus invasifs et douloureux, non ! Quand je repense au décès de ma mère à soixante ans, je regrette les quelque quarante ans d'espérance de vie dont elle a été privée. Mais je sais aussi qu'elle souffrait depuis quelque temps de vertiges et de chutes, dont j'ai appris plus tard que les traitements hormonaux substitutifs de la ménopause pouvaient en être responsables. Elle nous en avait vanté les bienfaits, à nous ses filles, nous exhortant à ne pas nous en priver le jour venu. Quel rôle ont-ils joué dans son accident ? Je ne saurai jamais ce qui a provoqué sa chute de vélo, car nous avons refusé l'autopsie qui, comme le prélèvement abusif d'organes que voulaient entreprendre les médecins, l'aurait découpée en morceaux. Un ami médecin, expert évaluateur auprès des tribunaux, déplore en privé le nombre d'actes chirurgicaux inutiles et dangereux effectués auprès de personnes qui saisissent ensuite la justice, tant elles souffrent des conséquences de ces interventions. Ne devenons pas, parce que nous prenons de l'âge ou que nous sommes d'un naturel inquiet, les otages de médecins et de cliniques en quête de bonnes poires !

La plupart d'entre nous bénéficient en effet de bons mécanismes d'autorégulation et d'un système immunitaire performant, car nous avons eu la chance en Occident de recevoir les vaccins nécessaires et d'appliquer des règles d'hygiène protectrices. Nous vivons aujourd'hui longtemps en bonne santé, sans aucune comparaison possible avec nos ancêtres. Hier, les femmes étaient dévastées par les maternités répétées, les conséquences non traitées d'accouchements « naturels » (descentes d'organes, fistules, vagins abîmés…)

et toutes ces « maladies féminines » jugées honteuses, qu'elles supportaient en silence, pendant que les maris allaient batifoler ailleurs, transmettant à leur épouse des infections sexuellement transmissibles redoutables. Cette réalité est celle aujourd'hui de bien des pays dits sous-développés, en Afrique et en Asie, où les femmes souffrent de pathologies affreuses liées aux grossesses à répétition et à la liberté sexuelle de leur mari. Deux tiers des malades du sida en Afrique sont des femmes, contrairement au reste du monde. Et le gynécologue congolais Denis Mukwege a eu le prix Nobel de la paix en 2018 pour son action magnifique de réparation chirurgicale des femmes victimes de viols et de mutilations commis systématiquement, depuis trente ans, lors des guerres en RDC.

Soyons conscientes, en Occident, de notre statut de privilégiée ! Surtout si nous avons la chance d'appartenir à la classe moyenne, car on sait bien que les pauvres et les minorités continuent de souffrir de problèmes de santé récurrents et d'une espérance de vie bien inférieure (onze ans aux États-Unis dans le cas des Noirs socio-défavorisés par rapport aux Blancs de la classe moyenne). Et la pandémie de Covid a ciblé plus précisément ces personnes, victimes de la double peine, conditions de vie difficiles et santé précaire, avec une exposition infiniment plus forte à l'obésité, aux maladies cardiovasculaires, au diabète.

En matière de nutrition saine, les règles sont très simples : varier son alimentation, c'est-à-dire manger de tout un peu en se faisant plaisir, et veiller à la bonne conservation des aliments. Et puis faire simple : une pomme chaque matin éloigne le médecin. Ne surtout pas miser sur des denrées exotiques en les imaginant meilleures parce que « traditionnelles » : la tradition dans l'histoire alimentaire de l'humanité, c'est la faim, les maladies liées à des empoisonnements, fulgurants ou très lents, les morts précoces provoquées par une alimentation carencée ou de mauvaise qualité, les récoltes contaminées par des produits toxiques, dont, chez nous, toute la chaîne alimentaire, du champ à l'assiette, nous protège par la mise en œuvre de protocoles rigoureux qu'il ne faut surtout pas remettre en question. Non, le curcuma à l'origine douteuse, acheté place Djemaa el-Fna au Maroc, le riz basmati indien, farci de pesticides interdits en France, le pain au seigle noir bio, qui peut abriter l'ergot, les graines germées (31 morts en 2011 en Allemagne et en France pour cause d'E. coli), le verre d'argile dilué ne sont pas bons pour votre santé ! N'en faites pas des habitudes quotidiennes en croyant vous préserver. Chacun de ces aliments est un poison potentiel. Bannir la baguette blanche du boulanger, le riz de Camargue, les légumes du maraîcher, et même le fameux soda mondialisé (dont toutes les mamans connaissent pourtant l'efficacité en cas de gastroentérite infantile accompagnée de déshydratation) pour privilégier les denrées exotiques, au nom de la prétendue sagesse des peuples traditionnels, c'est juste se tirer une balle, non pas dans le pied, mais dans le ventre.

20.

Un seul devoir : être heureuses !

Manger ce qu'on veut, mais aussi porter ce qu'on veut. L'intérêt de vieillir, c'est que plus personne ne regarde comment vous êtes sapée – sauf si vous êtes trop « provocante », donc forcément « déplacée », voire « pathétique ». Passé cinquante ans, préconisent certains magazines féminins écrits visiblement par des jeunettes, privilégiez la discrétion, les teintes souris, beiges, kaki, vieil ivoire, vieux rose, adoptez des coupes de cheveux courtes (mais des jupes longues), choisissez le confort (et non l'élégance). Bref, transformez-vous en passe-muraille, de toute façon vous l'êtes déjà concrètement. Ou on aimerait que vous le soyez.

Mais justement, vous n'avez aucune intention de l'être ! Vieillir, c'est prendre enfin sa revanche sur la vie. Se teindre les cheveux en turquoise (puisqu'ils ont blanchi, autant tout oser : on n'a plus besoin de les décolorer avant de les recolorer), profiter de sa ligne enfin retrouvée pour enfiler le jean slim qui vous a fait rêver toute votre vie. Ou cette fantastique robe de brocart pourpre qu'il était si difficile de porter au bureau. Vivienne Westwood ou Agnès b. ont ainsi fait beaucoup pour libérer les femmes des diktats d'une mode orchestrée par des hommes qui n'aimaient pas toujours les femmes.

Le port du masque, désormais généralisé, a un immense avantage : il réinitialise la société. Nous voici tous égaux désormais, avec notre visage caché. Plus de rides, plus de lèvres desséchées, plus de menton affaissé ! Mais la chirurgie des paupières, des cernes et des poches sous les yeux, véritables marqueurs de l'âge, n'a jamais eu autant d'adeptes.

Bien sûr, il ne faut pas pour autant priver les femmes de leur féminité. Être féministe ne signifie pas adopter les codes de la masculinité, dans sa tenue, sa coiffure, ses postures corporelles. Si les femmes ont envie de porter des vêtements d'homme, libre à elles. Mais si elles veulent se maquiller, garder les cheveux longs, porter des robes à froufrous, des talons hauts et des bijoux, elles doivent aussi être libres de le faire, sans que les hommes – ou les autres femmes ! – les accusent d'être des allumeuses, de chercher à aguicher. Pourquoi la police et la justice continuent-elles de demander aux victimes de violences sexuelles comment elles étaient habillées ?

De la même façon, les hommes devraient aussi

pouvoir être libres de leurs tenues sans que cela indique de leur part une orientation sexuelle. L'habit ne doit plus être « genré ». À l'ère de l'infinie diversité des modes, des tissus, des possibilités qui s'offrent à chacun d'entre nous en termes d'habillement, le choix des tenues ne devrait relever que des goûts de chacun.

Pourtant, de tout temps, la société s'est mêlée du corps des femmes, de l'habillement des femmes, des règles de la bienséance féminine. Et avec des codes aussi variables qu'évolutifs : en France, un *crop top* peut valoir l'éviction à une lycéenne, mais pas en Inde, où montrer ses jambes, en revanche, ne se fait pas. Le voile est banni en milieu scolaire en France, mais nous sommes désormais tous masqués. Un bikini sur une plage peut être interdit à Dubaï, mais un burkini aussi : à Menton. L'historienne Christine Bard a consacré plusieurs livres à cette question du vêtement féminin, montrant qu'il a toujours suscité affrontements et controverses, et qu'il oscille au gré des époques et des sociétés entre trois fonctions traditionnelles : la parure, la pudeur et la protection. Voilé ou dévoilé, écrit-elle, le corps féminin est toujours coupable.

Stop ! Laissons les femmes tranquilles !

À ce stade, impossible d'éviter la question qui fâche : le poids. Pourquoi la société inflige-t-elle aux femmes une telle pression morale, un tel diktat, au point que beaucoup d'entre elles avouent que la question leur gâche la vie en permanence ? Les hommes en jouent avec malice et cruauté, appuyant là où ça fait mal, parce qu'ils savent qu'une femme qui doute sera plus facile à contrôler. Déstabiliser est devenu un truc de dragueur : certains manuels spécialisés leur apprennent comment devenir des « pick up artists », des spécialistes d'une séduction aguerrie, dont l'un des ressorts est le *negging* (de *neg*, « négation »). « Vous êtes si belle, quel dommage de porter une robe aussi moche ! » La technique du *negging*, ou drague méprisante, part du constat qu'il faut faire sortir les femmes de leur zone de confort pour les rendre plus vulnérables, donc plus accessibles. Les lourdingues pratiquent donc assidûment le « complinsulte ». Les questions relatives à l'aspect physique, et particulièrement au poids, sont leur domaine de prédilection. « Vous n'allez quand même pas manger tout ça ? » Vous vous apprêtiez à enfourner un burger et ne pouvez pas vous empêcher de piquer un fard. Version hard : « Ouh là là, mais ce n'est pas bon pour vous, ça ! » Pas sûr que ça vous rende plus encline à céder au malotru. Se justifier est la dernière chose à faire : il n'attend que ça !

Vous faites ce que vous voulez, un point c'est tout. Personne ne connaît votre vie. Et si, à ce moment précis, le bon burger du fastfood est ce qui vous tente, c'est que vous avez une bonne raison. Point barre. Souriez pour ne pas le vexer, car il peut vite devenir agressif, ce gros naze, puis tournez le dos et dégustez. Triste quand même de devoir recourir à de telles méthodes, non ? Le chineur jette ses filets tous azimuts, prenant tout ce qui remonte. Souvenez-vous de Thierry Lhermitte dans le premier *Bronzés*, ce beau, lâche et stupide Popeye, qui pèse ses conquêtes à la cuisine pour comptabiliser son palmarès en kilos ! Et apprenez à décrypter les stratégies de tels personnages, souvent quand même un peu plus subtiles, mais qui ne méritent pas de vous faire perdre votre temps.

Les femmes doivent à tout prix se libérer des injonctions sociétales. Si elles se sentent bien, si elles sont actives, heureuses, en bonne santé, c'est qu'elles ont leur poids de forme. Le reste importe peu, et surtout le regard malveillant d'autrui. Malveillant, ou normatif d'ailleurs, car certains conseilleurs se croient souvent sincèrement animés des meilleures intentions du monde. Les médecins bien sûr, mais aussi les bonnes amies qui vous veulent du bien. Et les mères bien sûr.

La mienne m'a prise à part le jour de mes treize ans, le 13 juillet 1973, veille du jour où Anne Chopinet, major de Polytechnique, allait défiler en tête sur les Champs-Élysées, pour me dire que, vraiment, ça n'allait pas du tout : il fallait à tout prix que je maigrisse. La fête en a été sérieusement ternie, comme vous pouvez l'imaginer, au point que cette date est restée à tout jamais gravée dans mon esprit. J'ai revu les photos : j'avais de bonnes joues certes, comme Anne d'ailleurs, mais je n'étais pas plus ronde qu'elle, et la première de ma classe, moi aussi. Ma mère cultivait la minceur, la forme, je ne peux pas le lui reprocher, elle était sculpturale, magnifique et voulait une fille à son image. Mais elle en est morte : elle aurait pu aller au cinéma avec mon père sans se croire obligée d'aller faire du vélo avant pour compenser deux heures passées dans une salle. Elle ne serait pas tombée, ne serait pas morte. Et je suis sûre que je l'aurais toujours à mes côtés, car elle était vraiment en pleine forme. Comme l'a fait remarquer une bonne amie de la famille, écrivant à mon père éploré, avec une pointe de cruauté dont elle n'était probablement pas consciente : « Jacqueline avait été tuée par son hygiène de vie. »

Après ma mère, c'est mon mari qui a pris le relais. Il m'aimait, disait-il, mais si je maigrissais, il m'aimerait encore plus. À chaque grossesse, il me citait toutes les femmes autour de lui qui avaient à peine enflé, contrairement à moi. Après l'accouchement, alors que je peinais à me débarrasser de la confortable enveloppe dont je m'étais physiologiquement bardée, il évoquait toutes celles qui avaient retrouvé presque immédiatement leur ligne. Quand nous avons divorcé, il m'a expliqué, entre autres délicatesses, que mon poids avait joué un grand rôle dans sa décision de me quitter. Basta ! Pour mes soixante ans, j'ai perdu 12 kilos en un an et me suis dit que ce n'était vraiment pas la peine d'en faire tout un flan.

Sauf qu'on vit toutes des trucs similaires, parce que l'apparence des femmes est sous le contrôle du corps social, qui légitime l'intrusion hygiéniste par le prétendu souci de votre santé. Vous serez toujours trop mince ou trop grosse pour quelqu'un, y compris votre médecin, y compris celles que leur physiologie a dotées d'une tendance à la maigreur : comme elle s'accentue avec l'âge, on les menace d'ostéoporose. Jeunes, les Ficelles ont droit à autant d'insultes que les Boulottes, « sac d'os », « cintres », on se moque de leur poitrine plate et de leurs hanches de garçons (sauf les grands couturiers, qui n'en ont jamais assez), ou on les soupçonne d'anorexie, ce qui est parfois le cas à force de leur pourrir la vie. Vieilles, les voilà squelettes ou sorcières.

Plus nous disposons de nourriture, plus s'intensifie le culte de la minceur. J. K. Rowling raconte qu'elle a été plus félicitée quand elle a perdu du poids que pour *Harry Potter* ! Cette dictature de l'apparence a engendré la grossophobie : les personnes corpulentes sont vues comme incapables de réfréner leurs pulsions. Elles se goinfreraient, et leur « gloutonnerie » serait doublement honteuse : faiblesse de caractère et gaspillage égoïste des ressources limitées de la planète. L'obésité serait ainsi une insulte au corps social, qui promeut un idéal de minceur culturellement acceptable, exerçant contre les rebondies une violence que Gabrielle Deydier dénonce dans son autobiographie *On ne naît pas grosse.*

En effet, la stigmatisation dont sont victimes les gros, et plus encore les grosses, méconnaît le fait que l'obésité résulte d'une programmation biologique, face à laquelle les régimes les plus draconiens et les plus douloureux restent impuissants. Né aux États-Unis dans les années 1990, le mouvement *Body positive* se bat contre les stéréotypes insultants qui collent aux femmes corpulentes, particulièrement lorsqu'elles sont noires (« racisées », comme on l'écrit aujourd'hui). Les Afro-Américaines obèses se voient perçues comme vulgaires, hyper sexualisées, relâchées, alors que leur obésité est souvent multifactorielle, résultant de la pauvreté, d'une enfance difficile, de troubles endocriniens et d'un héritage génétique qui les rend plus vulnérables à ce gras et ce sucré dont les industries agroalimentaires abusent. *Body positive* dénonce cette essentialisation, très présente aux États-Unis, où se cumulent les discriminations (sexe, race, statut social, orientation sexuelle, c'est l'intersectionnalité) : quels que soient leur morphologie, leur couleur de peau, leur âge, leur handicap éventuel, les femmes doivent considérer leur corps avec bienveillance et ne pas avoir peur de le montrer. Il faut accepter la différence, refuser d'intégrer l'idéal de silhouette incarné par une femme blanche, mince et distinguée, la fameuse WASP civilisée, que cultivent les représentations hollywoodiennes.

Ne pas rentrer dans le cadre normatif sociétal est un droit pour chacune d'entre nous, d'autant que cette exigence de maigreur est un pur fantasme occidental, né dans une société où l'abondance est devenue la règle. Les Vénus néolithiques, dont on trouve des statuettes dans toutes les civilisations, sont caractérisées par des hanches larges, symbole de fertilité, et des fesses rebondies, tant la callipygie est considérée, encore aujourd'hui, comme un symbole de beauté et de féminité, ce dont jouent des Kim Kardashian ou des Beyoncé.

Les Américaines, toujours elles, ont inventé un terme pour désigner cette beauté des formes rondes : *curvy*. Et les Africains, eux, à rebours du culte de la maigreur, aiment les femmes en chair. Ils élisent des Miss aux formes généreuses. Certains peuples, comme les nomades du Sahara (Touaregs, Toubous), soumettent même les futures épouses à des cures d'engraissement. Mais attention : invoquer les critères de beauté des autres civilisations n'est pas le bon argument pour exhorter les femmes à ne pas se laisser gâcher la vie par la norme sociale, car ce serait conditionner l'acceptabilité de leur morphologie à d'autres normes. La seule règle qu'elles doivent se donner est leur propre épanouissement !

Avec le recul, je me rends compte à quel point nous nous sommes esclavagisées volontairement. C'est un lieu commun, mais combien d'hommes bedonnants, voire franchement répugnants, exigent de leurs compagnes une apparence parfaite ? La femme trophée se doit d'arborer un corps mince, nier la maternité, ou l'oublier aussitôt le bébé expulsé, pour retrouver la ligne. Sinon l'homme se détourne et choisit une autre compagne, nullipare elle, donc avec des hanches fines, des seins triomphants, un corps longiligne. Comment pouvons-nous accepter une telle violence ?

Heureusement, tous les hommes ne reproduisent pas cette vision normative qui inflige aux femmes de choisir la minceur, quoi qu'il leur en coûte : beaucoup d'entre eux aiment leur compagne telle qu'elle est. Ou « préfèrent les grosses », titre d'un film de Jean-Marie Poiré, en 1981, avec bien sûr Josiane Balasko, qui n'avait d'ailleurs aucun prétendu surpoids. Après avoir inspiré aussi le *Trop belle pour toi* de Bertrand Blier, en 1989, Josiane Balasko a dû être lassée des préjugés masculins, car elle a réalisé, en 1995, *Gazon maudit*, un film tellement en avance sur son temps !

Les femmes n'ont pas à se soucier du désir des hommes : elles doivent vivre pour elles-mêmes. Maigrir, se teindre, porter des talons hauts juste pour se conformer à un idéal, c'est la sujétion. Et quand on commence à entrer dans la sujétion, il y a toujours un moment où ça coince. OK, vous êtes mince… mais vous n'avez pas assez de seins : combien de femmes au corps longiligne se voient qualifiées de « limandes », ce qui pousse certaines à se faire implanter d'encombrantes, et parfois dangereuses, prothèses mammaires. Un acte d'une grande violence symbolique : comment accepter de mutiler un corps sain en lui greffant sous la peau deux poches artificielles, qui vont peser sur ses épaules et son dos, l'empêcher d'allaiter si elle le souhaite, et peuvent lui causer de graves problèmes si les prothèses se détériorent, se percent, migrent dans son organisme ? Qu'une femme après un cancer du sein ait besoin et envie de se reconstruire la poitrine pour retrouver ce qu'elle estime être son intégrité est tout à fait légitime. Qu'une femme en bonne santé aille voir un chirurgien pour qu'il lui défonce la peau et colle à l'intérieur de son corps deux appendices censés séduire son compagnon – ou renforcer son attractivité sociale – est tout bonnement désastreux.

Surtout lorsqu'on connaît les risques inhérents à toute anesthésie, et l'ampleur des maladies nosocomiales.

Continuons : OK, vous êtes mince… mais, dommage pour vous, vous êtes vieille. Et là, votre minceur ne séduit plus personne : c'est le cadavre qui s'annonce en vous. *Crépuscule, taille unique* est le titre d'un roman de Christine de Rivoyre, en 1989 : une couleur de collant pour résumer le vieillissement. Vos seins siliconés sur votre corps qui accuse les années, malgré le sport, la chirurgie, les esthéticiennes, les crèmes hors de prix, et tout le soin que vous mettez à rester jeune (d'où l'expression atroce « elle est encore pas mal… pour son âge »), cette belle paire de seins que vous vous êtes offerte à grands frais, eh bien… elle vous vaut des sarcasmes masculins : momie à airbags, s'esclaffent-ils.

Vous pensez que je suis cruelle ? Non, c'est la vérité. À partir du moment où un homme met au premier plan l'impératif physique, vous ne serez jamais assez bien pour lui sur le long terme. Parce que vous aurez eu des enfants, parce que vous vieillirez, parce que vous vous serez « laissée grossir », comme ne cessait de me mettre en garde ma mère… Êtes-vous sûre que c'est avec ce type d'hommes que vous voulez faire votre vie ? Ce type d'hommes qui ne vous trouvera jamais assez bien pour lui, quelle que soit par ailleurs sa propre apparence physique ?

Dès que l'on accepte de se conformer à la norme imposée par le conjoint ou la société, on se fragilise, on est en danger. Combien de femmes maltraitées psychologiquement et physiquement par des partenaires qui considèrent qu'elles leur appartiennent ? Ne laissez à personne la possibilité de se dire que vous devez lui rendre des comptes ! Ne modifiez pas votre apparence pour plaire si vous devez en passer par des rituels aliénants, régimes extrêmes, prothèses mammaires, voire modification de votre visage, donc de votre identité, de votre moi profond. Personne ne devrait avoir à se mutiler pour être accepté !

L'expérience montre que les personnes (hommes ou femmes) qui choisissent de recourir à la chirurgie esthétique sans l'impérieux motif de se reconstruire après une mutilation lourde (accident, amputation) ont beaucoup de mal à se contenter d'un seul acte. Elles s'engagent dans une recherche sans fin de la perfection, qui les conduit à multiplier les interventions. Jusqu'à finir par ressembler à des OHNI (objets humains non identifiés), visages bioniques reflétant surtout les goûts du moment, et notamment, celui, qui n'est pas forcément optimal, de leur chirurgien. Yeux de chat, pommettes hautes, nez hier en trompette, aujourd'hui affiné à l'extrême (problèmes respiratoires garantis), lèvres si pulpeuses qu'on en vient à se demander si vous ne vous êtes pas pris la porte (l'encolure de votre cheval, le poing de votre mec) dans la figure…

Qu'indiquent ces visages ? Surtout le manque d'assurance de celles et ceux qui ont accepté l'aventure, leur volonté de « rester dans la course » à tout prix, payée d'ailleurs d'un grand courage physique et d'une endurance à la douleur impressionnante, car il faut être sacrément motivé pour accepter ces opérations multiples et les souffrances qu'elles font endurer.

Pourtant, le désir éperdu de refuser les marques du temps (et non les stigmates de l'âge, comme on le lit trop souvent) sera forcément déçu. Même en se transformant en statue vivante, on ne lutte pas contre la biologie, qui programme nos cellules. Tout au plus peut-on reculer l'échéance. Mais plus on intervient, plus le visage se fige. Se préférer momie plutôt que mamie, est-ce un projet de vie ? Qui ne rend que plus douloureuse la dégradation inéluctable au fil des années d'une œuvre si chèrement payée… Réservez la chirurgie réparatrice aux conséquences terribles des accidents et des maladies, et ayez la sagesse d'accepter, en soi comme chez les autres, les cicatrices du temps. Et de les aimer pour ce qu'elles indiquent d'expérience et d'épreuves. Kintsugi !

Et puis, les canons de la beauté changent : au XIXe siècle, on aimait les odalisques molles, languides, et bien en chair – les femmes n'étaient pas censées faire du sport. Tout, d'ailleurs, les en empêchait. Seules les femmes du peuple s'épuisaient à la tâche. Dans la première moitié du XXe siècle, arrivent les garçonnes, silhouettes longilignes, seins bandés, cheveux courts, qui correspondent à l'émancipation des femmes, devenues la main-d'œuvre de remplacement des hommes, envoyés sur les champs de bataille. L'après-guerre encense les aristocrates aryennes aux traits fins, à la Grace Kelly, Marlène Dietrich, Lauren Bacall. Le goût des années 1960 privilégie les petits chats au nez retroussé et à la moue boudeuse, ravissantes (pseudo) idiotes, à la Brigitte Bardot, Mireille Darc ou Marlène Jobert, nunuches malignes qui jouent délicieusement les femmes enfants.

Aujourd'hui, l'idéologie décoloniale privilégie les métisses musclées au visage typé, qui correspondent aux canons actuels du politiquement et racialement correct. Et la féminité n'est plus réservée à celles dont le sexe biologique, l'identité et l'apparence coïncident, les fameuses « cisgenres », mais à toutes les personnes qui la revendiquent, quel que soit leur sexe de naissance. Les standards actuels de la beauté androgynisent de plus en plus les corps, privilégiant des musculatures masculinisées, des épaules larges, des ventres plats, des cuisses longues… Ce qui crée encore plus de frustrations chez toutes celles, et notamment les adolescentes, qui n'entrent pas dans les représentations assénées par les réseaux sociaux. Souvent à coups de logiciels de retouche, qui plus est !

Concernant ce fameux poids, les femmes ont beaucoup de mal à mincir entre quarante et soixante ans (pour faire court). Les changements hormonaux favorisent une prise de poids insidieuse, année après année, pendant cette période décisive et souvent difficile de la vie. Une femme a tendance à s'épaissir avec les années (« s'ensuifer », disent certains hommes, toujours délicats). Les hanches qui ont porté les bébés s'épanouissent, comme les seins, qu'ils aient allaité ou pas. La silhouette s'empâte. Ou se décharne, d'ailleurs, selon l'héritage génétique. Dans *No Sex in the City ?*, Candace Bushnell se réjouit de perdre aussi facilement du poids, avant de réaliser avec horreur que cet amaigrissement miraculeux n'est que la conséquence de son vieillissement. Les chirurgiens esthétiques, ces hommes maîtres du corps des femmes consentantes, résument la question en disant qu'avec l'âge, les femmes se transforment soit en vaches, soit en chèvres. Encore une expression charmante. N'empêche que, passé quarante ans, vous savez très vite à quel camp vous appartenez.

Mais choisir entre son visage et ses fesses, comme le préconisait Coco Chanel, non ! Il est temps que les femmes se libèrent de toutes ces injonctions sociétales. Elles doivent être plus indulgentes envers elles-mêmes… Mais aussi envers leurs consœurs. Combien de femmes jugent sévèrement celles qu'elles trouvent trop enveloppées, assimilant à une faiblesse de caractère ce qui relève le plus souvent de la génétique (ou leur en voulant implicitement de ne pas s'être infligé quotidiennement les mêmes mortifications qu'elles-mêmes pour rester minces) ? En la matière, nous sommes tellement différentes ! Rien que les silhouettes, déjà, nous renseignent sur cette immense diversité, épaules larges ou étroites, seins qui poussent à l'adolescence et vous prennent de court par leur volume… ou bien vous désespèrent (ou pas) par leur petitesse, taille marquée ou non, hanches étroites ou gynoïdes, jambes longues ou courtes… Avant même d'avoir entrepris la moindre action pour modifier votre apparence, vous êtes déjà assignée malgré vous à une morphologie physique, face à laquelle vous êtes globalement impuissante. Cessons de juger et de stigmatiser ! On ne choisit pas plus la couleur de ses yeux que de sa peau, pas plus que la forme générale de son corps. On peut bien sûr porter des lentilles, pratiquer du sport, se surveiller, s'infliger des diètes sévères… mais fondamentalement, on restera quand même ce que la nature a fait de nous.

Et tous les goûts sont dans la nature ! Plutôt que de vouloir à tout prix se conformer au goût de l'époque, au mec du moment, à la mode de la saison, revendiquons sereinement d'être ce que nous sommes. Faisons-nous plaisir avec les vêtements, les activités, les aliments que nous aimons le plus.

Le seul devoir que nous ayons à l'égard de nous-mêmes, c'est d'être heureuses.

21.

Bonheur du paysage familier

Jamais notre monde n'a été plus anxiogène. Les attentats terroristes du 11 septembre 2001 ont mis fin à l'insouciance dans l'espace public : le terrorisme est devenu une menace permanente, que les attentats de 2015 en France ont cruellement rappelée. Le tsunami du 26 décembre 2004, qui a déferlé sur des milliers de touristes en vacances sur les plages d'Asie du Sud-Est, et celui du 11 mars 2011 en submergeant le pays le plus avancé au monde, le Japon, nous ont confrontés à la violence de la nature. Le discours écologique sur l'effondrement est profondément anxiogène. Et puis la pandémie planétaire de Covid a coagulé le monde, instituant la méfiance sociale, interdisant le tourisme, tuant l'économie et les échanges, provoquant des millions de morts. Chacun d'entre nous a été intimement confronté à ses peurs, solitude, exil, claustration, perte des êtres chers.

Pendant le premier confinement, en France, où

le délire bureaucratique s'est déchaîné jusqu'à l'absurde, nous n'avons eu droit qu'à un kilomètre de rayon autour de notre domicile et une heure de sortie seulement. Cette prison élargie a été pour beaucoup d'entre nous l'occasion de découvrir notre paysage familier, l'infini du vivant, à travers l'éclosion de cette nature urbaine qui profite du moindre interstice pour s'épanouir vigoureusement, et qui est habituellement dopée par le dioxyde de carbone des voitures et le chauffage urbain. Fernando Pessoa, grand marcheur lisboète, dit que se déplacer au pas est incomparable pour lire une ville. Il suffit souvent de lever la tête dans un autobus pour que le paysage urbain se métamorphose. Ou de la baisser pour retrouver l'empreinte disparue d'une civilisation hippomobile, à travers les portes cochères et la persistance de leurs chasse-roues. La majesté des arbres et des parcs, souvent plantés à des époques lointaines, la diversité de tout ce qui arrive à se frayer un chemin au milieu du béton et sur les façades nous procurent de véritables émerveillements. La microaventure de l'univers familier est à la portée de chacune, même au cœur des métropoles…

Aimer le monde qui nous entoure. Aimer ces animaux qui vivent à nos côtés et nous font tant de bien, cette biodiversité domestique que nous avons façonnée depuis des millénaires, et qui a besoin de nous pour vivre longtemps et en bonne santé, infiniment mieux qu'à l'état sauvage. La tendresse animale procure une joie simple, mais tellement apaisante : 60 millions de chats, de chiens et d'autres animaux domestiques vivent dans les foyers français, un record mondial ! En avoir un chez soi, c'est l'assurance d'un bain de câlins quotidien. Ma fille aînée a écrit une ode à la gloire des félins[1], moi je la ferais plutôt aux chiens, qui me comblent de bonheur. Et aux chevaux bien sûr, vous l'avez compris.

La biodiversité urbaine offre mille opportunités, même entre les pavés et au cœur du bitume, même confinés dans un cercle d'un kilomètre autour de chez soi. Les oiseaux ont profité de l'arrêt imposé par le confinement pour recoloniser les arbres urbains et chanter à tue-tête. Toutes sortes de visiteurs décomplexés se sont aventurés dans les rues désertées, canards déambulant sur les pavés devant la Comédie-Française à Paris, alligators venant profiter des piscines en Floride, renards, biches, sangliers et aussi rats, hélas. La nature, même en ville, s'épanouit à portée de regard pour qui prend la peine de l'observer. Dans les parcs, sur les bords de fenêtres (je suis épouvantée par les terribles piques à pigeons qui en mutilent tant), dans les moindres interstices de la vie humaine, toute une biodiversité commensale s'épanouit, profitant de la

1. Ariane Fornia, *Petite déclaration d'amour aux chats*, Suzac Éditions, 2020.

chaleur et de la nourriture. Pas seulement les indésirables punaises de lit et autres rongeurs, mais une infinité d'oiseaux : les mouettes et goélands ont quitté les rivages pour remonter les estuaires, les perruches à collier ont colonisé l'Allemagne. Et puis les renards, les pies ou les faucons pèlerins, qui préfèrent désormais nicher dans les clochers que sur les falaises, et aussi dans les tours des centrales nucléaires. Et même, pour reprendre Prévert, des ratons laveurs, en Amérique du Nord tout du moins. La nature a besoin de l'action nourricière, régulatrice et souvent bienfaisante de l'homme. Beaucoup d'animaux ont souffert de la privation de nourriture engendrée par l'arrêt économique et sont devenus agressifs, comme les singes dans les villes indiennes, les pumas à Santiago au Chili, ou même les écureuils de Central Park…

Il nous faut toutes avoir un lieu à nous, rien qu'à nous, pour nous réfugier et accueillir ceux que nous aimons, ces enfants qui reviennent quand l'envie leur en prend, et repartent tout aussi rapidement, en quête, comme nous l'avons été à leur âge, de tous les horizons. Longtemps assignées, on l'a vu, à la maternité et à la sphère domestique, peu nombreuses ont été les aventurières qui ne rêvaient que de lointain, navigatrices scrutant l'océan, exploratrices se ressourçant dans la nudité ocre de déserts devenus de plus en plus menaçants, alpinistes incroyables, qui ne trouvent leur vérité que dans l'âpreté des hautes montagnes. Le risque, la difficulté les aimantent, ces audacieuses intrépides.

Mais, et pardon de le dire crûment, les baroudeurs sont souvent de grands machos, et l'exploration, une fabrique de la masculinité virile et, pour tout dire, assez arrogante. Survivre « *into the wild* », avant de hanter indéfiniment les plateaux télé pour raconter ses exploits, c'est quand même un truc de mec. La plupart d'entre nous aspirent d'abord à la douceur d'un paysage familier. Faut-il vraiment éprouver un vertige existentiel pour aimer le monde ? Les paysages grandioses nous renvoient à notre insignifiance. Kant opposait ainsi le sublime écrasant de la nature sauvage à la beauté harmonieuse de ce qui a été façonné par l'homme. « Les femmes cherchent leur dignité dans l'intime », dit Eva Illouz[1].

Le paysage familier éveille en nous un sentiment d'équilibre et de sérénité. Chacune a le sien. Le bocage tissé de haies. Les douces collines verdoyantes. Les vignes cernant la forme altière des châteaux de leur marée impeccable de ceps. Les champs de maïs nourriciers, prisés des grues cendrées. Les forêts de pins des Landes, habillant le

1. Entretien avec Nicolas Truong, *Le Monde*, 3 et 4 janvier 2021.

sable d'un manteau végétal odorant. L'éclat des tournesols. La beauté des vergers, flamboiements d'automne, fleurs du printemps, fruits de l'été... Partout, les humains sculptent la terre. Certes, ils peuvent la détruire, et les désastres environnementaux abondent. Mais ils savent aussi la réparer, et même la magnifier. Pendant le confinement, nous avons redécouvert nos campagnes, et ceux qui les embellissent, les paysans, les éleveurs, les forestiers. Nous sommes allés à leur rencontre. Les chemins corsetés d'arbres, la mosaïque des cultures et des prairies, les retenues aquatiques, peuplées d'oiseaux et de grenouilles, qui nous permettent d'affronter des étés de plus en plus torrides. Partout, la main bienveillante des humains apprivoise la nature. Tout paysage est un empilement d'héritages en perpétuelle évolution, le palimpseste de l'inscription humaine sur la terre. Pour nous défendre, nous n'avons ni crocs, ni cornes, ni fourrure, ni carapace. Nous ne possédons que notre intelligence et notre capacité de transformation. Chaque génération profite du savoir et des réalisations de toutes celles qui l'ont précédée, et cette aptitude à la capitalisation des connaissances nous différencie des animaux. Notre environnement anthropisé atteste de notre pouvoir de rendre hospitalier le monde. Le confinement a créé des envies de jardins. Les sécateurs (petite main) et les binettes, malgré la fatigue qu'elles engendrent, ont permis à nombre d'entre nous de se lancer dans des parterres fleuris, de voir s'épanouir des fleurs et des fruits qui nous renvoient à cette fertilité que la terre et la femme partagent.

Reverdir la ville, la « renaturaliser » est devenue une envie collective. De nouveaux engouements pour le végétal naissent, proches de l'animisme des sociétés traditionnelles : la sylvothérapie, qui vous soigne par la forêt ; le *tree hugging*, une mode anglo-saxonne où l'on enlace des arbres pour y puiser du réconfort ; le *shinrin-yoku* ou bain de forêt, auquel les Japonais vouent un culte, allant jusqu'à imaginer dans chaque interstice urbain des mini-forêts plantées très serrées, selon la méthode d'un vieux botaniste de quatre-vingt-dix ans, Miyawaki. Comme Wangari Maathai a replanté des arbres au Kenya, menacé de déforestation. Ou Norma Llemit, des forêts aux Philippines, à flanc de montagnes, pour dompter les nuages, capter l'humidité et limiter ainsi les glissements de terrain. Ou ces femmes peules et wolofs, qui luttent contre l'avancée du désert au nord du Sénégal en créant une Grande Muraille verte, tissée de jardins maraîchers et d'arbres utiles.

Des femmes déterminées, amoureuses de leur environnement et soucieuses de le préserver pour les générations futures, il en existe partout. Elles forment une immense chaîne humaine qui oppose à la violence du monde la douceur du paysage familier. Elles se mobilisent pour rendre meilleur, plus vert, plus durable, leur cadre de vie. Féminisme et écologie, lutter contre la domination masculine, qui nie la féminité et l'opprime, et aimer et respecter la nature vont de pair.

Mais il ne faut pas non plus idéaliser le travail de la ferme, qui signifiait tant de labeur, d'épuisement, de vieillissement précoce pour les paysannes d'hier. Pas facile de se reconvertir en bergère quand on vient de la ville, comme le racontent dans leurs livres respectifs Stéphanie Maubé, jeune publicitaire parisienne, ou Florence Robert, calligraphe du Gers. Vivre de ses moutons ? Il faut avoir mis des sous de côté pour ne pas dépendre jour après jour de revenus précaires. Et ne pas compter ses heures de travail.

Le *hobbyfarming* est une douce activité, mais elle nourrit rarement ceux qui s'y adonnent. Travailler dans une ferme, s'initier aux métiers de la terre suscite un nouvel engouement, qui ne doit pas faire oublier à quel point l'agriculture reste un métier difficile et peu rémunérateur.

Il faut soutenir et accompagner nos agricultrices, nos bergères, nos vigneronnes, car nous avons besoin d'une ruralité vivante. Parmi les jeunes qui retournent à l'agriculture, les femmes représentent aujourd'hui le quart des installations. Ces agricultrices de la nouvelle génération sont hautement diplômées, d'une énergie à toute épreuve, des cheffes d'entreprise maniant les technologies du futur pour mettre en œuvre une agriculture nourricière, performante, propre. Produire en protégeant, préserver la biodiversité, les sols, fournir des produits de qualité, ces Cérès d'aujourd'hui sont engagées dans une nouvelle révolution agricole, dont elles sont partie intégrante. Elles ne sont plus seulement la moitié du ciel, mais le sel de la terre.

22.

Matrimoines

Le temps est venu des femmes puissantes. Des femelles alpha. Qui avancent dans la vie avec assurance, fortes de leur expérience et de leurs cicatrices. Ni victimisation, ni agressivité, ni bouc émissaire masculin, elles ont atteint une complétude qui leur permet à chaque instant d'opposer une tranquille douceur à la violence du monde. Elles n'aspirent pas à substituer un nouveau suprémacisme, féminin cette fois, à ce suprémacisme masculin qui a tellement abîmé l'humanité. Un matriarcat tout-puissant serait aussi détestable que le patriarcat !

Combien de récits où l'homme veut combattre, conquérir, éprouver ses limites, tandis que sa compagne, pressentant qu'il va y laisser la vie, le supplie de rester avec elle, en vain bien sûr ? L'homme meurt au combat et la femme assure la continuité de la vie. Les hommes construisent et détruisent le monde, les femmes le vivent et l'éprouvent au quotidien, opposant à la violence leur refus du bruit et de la fureur.

Les femmes veulent un autre monde. Où leur corps leur appartiendrait. Où les faibles seraient protégés. Où la nature serait respectée. La douceur est devenue un concept et un emblème de société. La philosophe Marie Robert en fait l'éloge dans *Le Voyage de Pénélope*. Douceur d'un vêtement douillet, d'une voix apaisante, d'une pensée consolatrice, d'un animal que l'on caresse, et, bien sûr, d'un être rassurant. Comment ne pas adhérer ? De nombreuses femmes aujourd'hui opposent à la violence du monde, aux ruminations victimaires, à la colère vindicative, cette force de la douceur qui colmate l'agitation et dissout la brutalité. Dès 2013, Anne Dufourmantelle, tragiquement noyée en 2017 sur la plage de Ramatuelle en voulant sauver un enfant de la noyade, avait écrit une *Puissance de la douceur*.

Là où trop hommes essaient de quantifier le bonheur en termes de possessions matérielles, de fortune et de patrimoine, beaucoup de femmes le vivent. Par leurs émotions, leurs affections, la tendresse qu'elles prodiguent à leurs enfants, à leurs parents, leur dévouement au monde, elles tissent et entretiennent les liens. C'est cela le matrimoine, tout ce vécu, transmis de génération en génération, cet héritage immatériel que nous recevons de celles qui nous ont précédées. Et qu'aucun État ne peut contrôler.

Les sociétés de surveillance qui se sont mises en place à la faveur des prétendues nécessités de la sécurité et de la santé collectives rendent plus impérative encore la préservation de notre espace intime. Dans l'histoire, les États ne se sont que trop immiscés dans la sphère privée, celle des femmes d'abord, mais plus globalement celle de l'individu, dont les pratiques intimes étaient surveillées et réprimées… Nous avons besoin d'un État bienveillant et le moins interventionniste possible dans nos vies privées pour pouvoir accéder à cet épanouissement individuel que symbolise la douceur.

Dès le début de la pandémie, les Danois, ce peuple en tête du bonheur mondial, et qui a inventé le *hygge*, l'art de vivre au coin du feu, lové dans un gros pyjama, quand la bise souffle dehors, se sont calfeutrés avec une implacable sévérité, fermant leur frontière commune avec la Suède, qui avait choisi le procédé risqué de l'immunité collective. Mais ils nous montrent aussi que la douceur revendiquée peut être une armure. Une façon égoïste et autocentrée de se replier sur l'intime, sur des bases claniques qui excluent l'étranger, l'autre, celui qui ne fait pas partie de votre monde.

Les femmes pratiquent au contraire un *hygge* inclusif. Pour combattre des maux tels que le terrorisme, la pandémie, la violence subie par les faibles, la destruction des écosystèmes, il faut sortir de sa bulle, se sentir responsable. Prendre sa part des malheurs du monde et tenter, à l'échelle de ses moyens, de les réparer. Car dire « soyez doux », ou bien « prenez soin de vous » (issu du *take care* anglais, cette formule de politesse qu'on vous lance en guise d'au revoir, le magazine *Stratégies* l'a qualifié en 2020 de « mot-bouillotte » de la pandémie), c'est aussi renvoyer aux autres la responsabilité de leur propre sort. Une forme d'injonction déguisée, qui contient insidieusement son pendant : si tu ne vas pas bien, c'est que tu n'as pas fait suffisamment attention à toi.

L'appel à la responsabilité personnelle, ma sœur Valérie Brunel lui a consacré sa thèse de sociologie, montrant qu'il entraîne une intériorisation perverse des responsabilités, de plus en plus utilisée pour décharger la société de ses devoirs envers l'individu, et l'entreprise du sentiment d'épuisement du salarié, à qui on adresse trop d'injonctions de réussite personnelle, de performance et d'accomplissement. Dans son livre *Les Managers de l'âme*, Valérie montre comment le développement personnel en entreprise est une nouvelle pratique de pouvoir.

Take care… c'est aussi la façon désinvolte dont l'homme en quête de ses plaisirs laisse la femme sur la touche, en se montrant faussement bienveillant. La plasticienne Sophie Calle, larguée une nuit par un simple sms (« J'aurais aimé que les choses tournent autrement. Prenez soin de vous. »), en a fait un projet littéraire en 2007 lors de la Biennale de Venise.

L'hédonisme ne doit jamais exclure l'altruisme. Prendre soin de soi, bien sûr, mais aussi des autres, savoir porter sur ceux qui vous entourent un regard bienveillant. Pouvoir apporter à ses proches de la tendresse, les respecter, entendre leurs souffrances, être disponible, tout en préservant sa sphère privée. Savoir poser des limites, mais ne pas rester campée à l'intérieur de son petit pré carré… les femmes peuvent porter le monde avec compétence, efficacité, et gentillesse. Exercer cette « maternité symbolique » que décrit l'historienne militante Marie-Jo Bonnet : ne pas avoir enfanté biologiquement ne signifie nullement renoncer à la puissance de la féminité pour faire entrer le monde dans une nouvelle ère, plus douce, plus sereine, plus tolérante, où la faiblesse n'engendre pas domination, mais protection. Si Angela Merkel a fait le choix de ne pas avoir d'enfant, Jacinda Ardern en Nouvelle-Zélande a mis au monde une petite fille pendant son mandat de Première ministre, en 2018, montrant ainsi que, même au plus niveau, on peut concilier sa carrière, ses responsabilités professionnelles, et la maternité.

Aujourd'hui, un nouveau monde s'ouvre aux femmes pour la première fois de leur histoire. Pourtant, si les acquis réalisés sont considérables, relâcher la vigilance serait régresser. Rien n'est encore gagné. Il nous faut continuer à lutter contre les discriminations insidieuses du quotidien. Et le fossé se creuse entre les femmes aisées et éduquées, qui ont gagné les jalons de leur liberté et de leur épanouissement, et toutes celles qui continuent de subir au quotidien l'oppression masculine, la précarité économique, les emplois peu épanouissants et mal payés, la violence symbolique. Mettre toutes les femmes dans le même sac en les présentant indifféremment comme des victimes, c'est décrédibiliser le combat. Les Occidentales privilégiées doivent en finir avec la rancœur et le ressentiment, et travailler à occuper pleinement leur place à côté des hommes (et non à leur place), mettre en œuvre des relations harmonieuses entre sexes, cette combinaison de sororité et de fraternité qu'on nomme adelphité. Mais il nous faut aussi nous battre pour toutes les femmes qui n'ont toujours pas les moyens de faire valoir leurs droits : si l'âge libère les Occidentales, il entraîne au contraire pour les femmes pauvres des discriminations supplémentaires. Exerçons une sororité solidaire.

Ce livre a commencé avec le kintsugi. Terminons-le avec la seule divinité féminine des Shichifukujin, les sept dieux du bonheur japonais, Benzaiten, qu'on appelle aussi Sarasvatî en sanscrit. Non seulement Benzaiten allie toutes les vertus, mais elle symbolise aussi la prospérité et la longévité. C'est une allégorie de la féminité puissante, qui veille sur la maternité et l'accouchement. Déesse de la rivière et de l'eau qui coule, donc de tout ce qui est fluide, comme la musique et l'éloquence, Benzaiten incarne la femme à la fois puissante et sage. Elle règne sur la littérature, les arts et les sciences. C'est la déesse du plaisir. Vénérée au Japon sur les sites proches du littoral, où de nombreux temples lui sont dédiés, elle est souvent représentée jouant de la cithare, assise sur un gigantesque serpent, ou un dragon. La femme forte fait toujours un peu peur… Et Benzaiten est aussi capable de déclencher la guerre. Notre Benzaiten à nous chevauche, non un dragon, mais un cheval blanc, symbole de douceur et de paix.

Ne sommes-nous pas toutes, nous qui avançons en âge, fortes de nos expériences et de nos victoires sur l'adversité, de bienveillantes, mais puissantes Benzaiten ? Sous la figure tutélaire de celle qui synthétise tout ce qu'il nous a fallu réunir et réussir pour accomplir notre chemin de vie, nous avons appris à être libres, à nous libérer des tentations victimaires, de la rancœur, du ressentiment, de l'animosité. Nous avons su puiser en nous la force nécessaire mais aussi la douceur qui nous ont permis d'aplanir la rugosité de la vie et d'en tirer le meilleur.

La formidable longueur de notre existence, désormais, nous donne les moyens de mettre en œuvre au quotidien un grand chantier d'épanouissement. Le bonheur se construit non pas dans la possession, qui est une quête sans fin engendrant une insatisfaction chronique, mais dans la capacité à voir et à aimer ce qui nous est donné au quotidien. La beauté n'exige pas le grandiose, le luxe, l'esbroufe, elle se niche dans les minuscules plaisirs du quotidien, ce que Françoise Héritier appelait le sel de la vie.

Venue du passé, Benzaiten est aussi la femme du futur, puissante, brillante, qui s'épanouit avec la maturité, pour jeter sur le monde qui l'entoure, et qu'elle contribue à façonner, un regard sage, serein et bienveillant.

La guérison passe par ce chemin de vie. Enfourchons nos chevaux blancs.

Bibliographie indicative

(Ces pistes bibliographiques ne prétendent nullement à l'exhaustivité, mais elles permettent d'approfondir les thématiques et les auteurs cités.)

Adichie Chimamanda Ngozi, *Chère Ijeawele, ou un manifeste pour une éducation féministe*, Gallimard, 2020.

Adler Laure, *La Voyageuse de nuit*, Grasset, 2020.

Amadou Amal Djaïli, *Les Impatientes*, Emmanuelle Collas, 2020.

Arcan Nelly, *Putain* (2001), *Folle* (2004), *À ciel ouvert* (2007), Points-Seuil.

Astell Mary, *A Serious Proposal to the Ladies for the Advancement of their True and Greatest Interest* (1694), *Some Reflections upon Marriage* (1702).

Azéma Lucie, *Les femmes aussi sont du voyage*, Flammarion, 2021.

Azoulai Nathalie, *Juvenia*, Stock, 2020.

Badinter Elisabeth, *L'Amour en plus. Histoire de l'amour maternel* (XVIIe-XXe siècle), Flammarion, 2020.

Barbin Évelyne, *Faire des mathématiques avec l'histoire au lycée*, Ellipses, 2019.

Bard Christine, *Les Insoumises. La révolution féministe*, Le Monde, coll. « Les rebelles », 2013 ; *Ce que soulève la jupe*, Autrement, 2010 ; *Une histoire politique du pantalon*, Seuil, 2010.

Bastié Eugénie, *Adieu mademoiselle. La défaite des femmes*, Cerf, 2017 ; *Le Porc émissaire. Terreur ou contre-révolution*, Cerf, 2018.

Bauer Delphine, Puccini Ariane, *Mauvais traitements. Pourquoi les femmes sont mal soignées*, Seuil, 2020.

Beauvoir Simone de, *Le Deuxième Sexe*, Gallimard, 1949.

Belotti Elena Gianini, *Du côté des petites filles*, Éditions des femmes, 1973.

Bessière Céline, Gollac Sibylle, *Le Genre du capital. Comment la famille reproduit les inégalités*, La Découverte, 2020.

Beir Deirdre, *Calling It Quits: Late-Life Divorce and Starting Over*, Random, 2007.

Bollmann Stefan, Christine Ockrent, *Les Femmes qui pensent sont dangereuses*, Gründ, 2013.

Bonnet Marie-Jo, *La Maternité symbolique*, Albin Michel, 2020.

Bourdouxhe Madeleine, *La Femme de Gilles*, Bruxelles, Labor, 1985.

Bouquet Agnès, *J'ai épousé un con*, Pocket, 2008.

Brey Iris, *Le Regard féminin. Une révolution à l'écran*, L'Olivier, 2020.

Bushnell Candace, *No Sex in the City ?*, Albin Michel, 2020.
Brunel Valérie, *Les Managers de l'âme*, La Découverte, 2008.
Campbell Joseph, *Les héros sont éternels*, Seghers, 1987.
Cannone Belinda, *Le Nouveau Nom de l'amour*, Stock, 2020.
Carbajal Myriam, Anna-Maria Colombo, « "Dette de sexe" : pourquoi les femmes se sentent parfois obligées d'accepter des rapports non désirés », *The Conversation*, 13 octobre 2020, https://theconversation.com/dette-de-sexe-pourquoi-les-femmes-se-sentent-parfois-obligees-daccepter-des-rapports-non-desires-147494
Cardinal Marie, *La Souricière*, 1965 (Pocket, 1978) ; *Les Mots pour le dire*, Grasset, 1975.
Chandernagor Françoise, *La Première Épouse*, De Fallois, 1998.
Chapsal Madeleine, *La Jalousie*, Fayard, 1977 ; *Adieu l'amour*, Fayard, 1987 ; *La Femme abandonnée*, Fayard, 1992 ; *Journal d'hier et d'aujourd'hui*, Fayard, 2009.
Charlap Cécile, *La Fabrique de la ménopause*, CNRS Éditions, 2019.
Chemaly Soraya, *Le Pouvoir de la colère des femmes*, Albin Michel, 2019.
Chollet Mona, *Sorcières*, La Découverte, 2018.
Coffin Alice, *Le Génie lesbien*, Grasset, 2020.
Collet Isabelle, *Les Oubliées du numérique*, Le Passeur, 2019.
Corbin Alain, Courtine Jean-Jacques, Vigarello Georges, *Histoire de la virilité*, Seuil, 2011.

Crémieux Élizabeth, *Géopolitique de la condition féminine*, PUF, 2014.
Davies William, *The Happiness Industry*, Verso Books, 2015.
Debusquat Sabrina, *J'arrête la pilule*, LLL, 2017.
Delaume Chloé, *Le Cœur synthétique*, Seuil, 2020.
Delylle Antoinette, *L'Équitation sentimentale*, Le Rocher, 2003.
Despentes Virginie, *King Kong théorie*, Grasset, 2006.
Deydier Gabrielle, *On ne naît pas grosse*, Goutte d'or, 2019.
Diamant Anita, *The Red Tent*, St. Martin's Press, 1997.
Didion Joan, *L'Année de la pensée magique*, Grasset, 2005.
Djavann Chahdortt, *Et ces êtres sans pénis !*, Grasset, 2021.
Donahue Tom, *Tout peut changer. Et si les femmes comptaient à Hollywood ? (This Changes Everything)*, film documentaire, 2018.
Donath Orna, *Le Regret d'être mère*, Odile Jacob, 2019.
Dowling Colette, *Le Complexe de Cendrillon*, Grasset, 1981 ; *Le Mythe de la fragilité. Déceler la force méconnue des femmes*, Le jour, 2002.
Ducret Diane, *La Chair interdite*, Albin Michel, 2014.
Duby Georges, Perrot Michelle (dir.), *Histoire des femmes*, Plon, 1990-1992.
Dufourmantelle Anne, *Puissance de la douceur*, Payot, 2013.
Edelman Hope, *La Mort d'une mère. Le témoignage de celles qui ont perdu leur mère trop tôt*, Robert Laffont, 2004.
Ehrenreich Barbara, English Deirdre, *Sorcières, sages-femmes*

et infirmières, une histoire des femmes soignantes, Cambourakis, 2015.

Emma, *Fallait demander,* https://emmaclit.com, 2017.

Enders Giula, *Le Charme discret de l'intestin*, Actes Sud, 2017.

Ernaux Annie, *La Honte*, Gallimard, 1997.

Fleury Cynthia, *Ci-gît l'amer*, Gallimard, 2020.

Fontanel Sophie, *Une apparition*, Robert Laffont, 2017.

Gary Romain, *Au-delà de cette limite votre ticket n'est plus valable*, Gallimard, 1975.

Gazalé Olivia, *Le Mythe de la virilité. Un piège pour les deux sexes*, Robert Laffont, 2017.

Giscard d'Estaing Valéry, *Le Pouvoir et la Vie* (3 tomes, 1988, 1991, 2006), Le Livre de Poche.

Gorz André, *Lettre à D. Histoire d'un amour*, Galilée, 2006.

Gossard Renate, Huguenin Jacques, *La Révolte des « vieilles ». Les Panthères grises toutes griffes dehors*, L'Harmattan, 2003.

Gouraud Jean-Louis, *Le cheval est une femme comme une autre*, Pauvert, 2001.

Grangeard Catherine, *Il n'y a pas d'âge pour jouir !*, Larousse, 2020.

Groult Benoîte, *Ainsi soit-elle*, Grasset, 1975 ; *La Touche étoile*, Grasset, 2006.

Halimi Gisèle, *La Cause des femmes*, 1973, Grasset ; *Une embellie perdue*, Gallimard, 1995.

Hammond Alexander C. R., « Heroes of Progress », *Human Progress*, 12 juin 2020, https://www.humanprogress.

org/heroes-of-progress-pt-46-mary-astell-and-mary-wollstonecraft/
Harmange Pauline, *Moi, les hommes, je les déteste*, Seuil, 2020.
Hennezel Marie de, *L'Adieu interdit*, Plon, 2020.
Henriquet Michel, *Comportement et dressage*, Belin, 2009.
Héritier Françoise, *Masculin/féminin*, Odile Jacob, 1996 ; *Le Sel de la vie*, Odile Jacob, 2012.
Hirigoyen Marie-France, *Le Harcèlement moral, la violence perverse au quotidien*, Syros, 1998.
Huston Nancy, *Reflets dans un œil d'homme*, Actes Sud, 2012.
Hustvedt Siri, *Un été sans les hommes*, Actes Sud, 2011.
Illouz Eva, *Pourquoi l'amour fait mal. L'expérience amoureuse dans la modernité*, Seuil, 2012 ; *La Fin de l'amour. Enquête sur un désarroi contemporain*, Seuil, 2020.
Ida Caroline, *Génération Silver, sans tabous et sans limites*, Kiwi, 2021.
Jamoulle Pascale, *Je n'existais plus. Les mondes de l'emprise et de la déprise*, La Découverte, 2021.
Jordan-Young Rebecca, Karkazis Katrina, *Testosterone. An Unauthorized Biography*, Harvard University Press, 2019.
Kampusch Natacha, *3096 jours*, J.-C. Lattès, 2010.
Kimmel Michael, *Angry White Men : American Masculinity at the End of an Era*, Nation Books, 2013.
Knibiehler Yvonne, *Histoire des mères et de la maternité en Occident*, PUF, coll. « Que sais-je ? », 2000.

Kaufmann Jean-Claude, *La Femme seule et le Prince charmant*, Nathan, 1999 ; *Pas envie ce soir. Le consentement dans le couple*, LLL, 2020.

Kondō Marie, *La Magie du rangement*, First, 2011.

Lake Roseann, *Casse-tête à la chinoise : mari ou carrière ? Le dilemme des femmes de l'Empire du Milieu*, François Bourin, 2019.

Laurens Camille, *Fille*, Gallimard, 2020.

Le Bris Véronique, *100 grands films de réalisatrices*, Gründ, 2020.

Le Goff Delphine, « "Prenez soin de vous" : les mots-bouillotes du Covid-19 », *Stratégies*, 6 janvier 2021, https://www.strategies.fr/etudes-tendances/tendances/4045093W/-prenez-soin-de-vous-les-mots-bouillottes-du-covid-19.html

Lessing Doris, *Ces prisons où nous choisissons de vivre*, 1994, Flammarion, 2020.

Lorblanchet Michel, *Art pariétal. Grottes ornées du Quercy*, Rouergue, 2018.

Marin Claire, *Ruptures*, L'Observatoire, 2019.

Maubé Stéphanie, Deloison Yves, *Il était une bergère*, Rouergue, 2020.

Nasreen Taslima, *Lajja. La Honte*, Stock, 1994.

Melchior-Bonnet Sabine, *Les Revers de l'amour. Une histoire de la rupture*, PUF, 2019 ; *Le Rire des femmes*, PUF, 2021.

Nin Anaïs, *L'Intemporalité perdue et autres nouvelles*, NiL éditions, 2020.

Noomin Diane (dir.), *Balance ta bulle*, Massot Éditions, 2020.

Oates Joyce Carol, *J'ai réussi à rester en vie*, Philippe Rey, 2011.

Ovidie, Diglee, *Libres ! Manifeste pour s'affranchir des diktats sexuels*, Delcourt, 2017 ; *Baiser après #MeeToo. Lettre à nos amants foireux*, Marabulles, 2020.

Patou-Mathis Marylène, *L'homme préhistorique est aussi une femme*, Allary Éditions, 2020.

Pavard Bibia, Rochefort Florence, Zancarini-Fournel Michelle, *Ne nous libérez pas, on s'en charge. Une histoire des féminismes de 1789 à nos jours*, La Découverte, 2020.

Perel Esther, *Je t'aime, je te trompe. Repenser l'infidélité pour réinventer son couple*, Robert Laffont, 2018.

Peytavin Lucie, *Le Coût de la virilité. Ce que la France économiserait si les hommes se comportaient comme les femmes*, Anne Carrière, 2021.

Picq Pascal, *Et l'évolution créa la femme*, Odile Jacob, 2020.

Pinkola Estes Clara, *Femmes qui courent avec les loups*, Grasset, 1996.

Pizan Christine de, *La Cité des Dames*, 1405, Le Livre de Poche, 2021.

Pratchett Terry, *Mécomptes de fées*, tome XII des Annales du Disque-Monde, Pocket, 1998.

Racamier Paul-Claude, *Les Schizophrènes*, Payot, 1980.

Raibaud Yves, *La Ville faite par et pour les hommes*, Belin, 2015.

Reiser Jean-Marc, *Vive les femmes !*, Glénat, 1978.
Ripa Yannick, *Histoire féminine de la France, de la révolution à la loi Veil*, Belin, 2020.
Rivoyre Christine de, *Crépuscule taille unique*, Grasset, 1989.
Robert Florence, *Bergère des collines*, José Corti, 2020.
Robert Marie, *Le Voyage de Pénélope*, Flammarion, 2020.
Roné Marina Cecilie, *Skrifte til min elskede*, Gyldendal, 1993.
Saltiel Julie, *La Cinquantaine bien tapée*, Denoël, 2008.
Sanchez Maria, *La Terre des femmes*, Payot-Rivages, 2020.
Satrapi Marjane, *Persépolis*, L'Association. (*Les phrases du texte sont extraites d'un entretien donné au* Monde *le 18 octobre 2020.*)
Schopenhauer Arthur, *Aphorismes sur la sagesse dans la vie*, 1851.
Segalen Martine, Attias-Donfut Claudine, *Avoir 20 ans en 2020. Le nouveau fossé des générations*, Odile Jacob, 2020.
Simon-Oikawa Marianne, « L'écriture du bonheur, divinités populaires et images en écriture au Japon », *Ebisu, Études japonaises*, n° 23, 2000.
Singly François de, *Fortune et infortune de la femme mariée*, PUF, 1987 ; *Séparée. Vivre l'expérience de la rupture*, Armand Colin, 2011.
Solanas Valérie, *SCUM manifesto* (1967), Mille et une nuits, 1998.
Springora Vanessa, *Le Consentement*, Grasset, 2020.

Stark Freya, *La Vallée des assassins*, Payot, 2002.
Steinem Gloria, *Actions scandaleuses et rébellions quotidiennes*, éditions du Portrait, 2018.
Stern Marguerite, *Héroïnes de la rue*, Michel Lafon, 2019.
Stoverock Meike, *Female Choice*, Tropen, 2021.
Strauch-Bonart Laetitia, *Les hommes sont-ils obsolètes ?*, Fayard, 2018.
Sykes Bryan, *La Malédiction d'Adam. Un futur sans hommes*, Albin Michel, 2004.
Thomas Chantal, *L'Échange des princesses*, Seuil, 2017.
Todorova Emanouela, *Dis bonjour, sale pute*, Leduc, 2011.
Tourre-Malen Catherine, *Femmes à cheval*, Belin, 2006.
Tuil Karine, *Les Choses humaines*, Grasset, 2019.
Vidal Catherine, Salle Muriel, *Femmes et santé : encore une affaire d'hommes ?*, Belin, 2017.
Vilain Philippe, *Défense de Narcisse*, Grasset, 2005.
Walser Susan, *Thinking about the Baby*, 1996.
Wollstonecraft Marie, *Vindication of the Rights of Women*, 1792.

Toutes les statistiques proviennent toujours de source officielle : INSEE et INED pour la France, organismes onusiens pour le monde.

Table

DU MÊME AUTEUR

Pourquoi les paysans vont sauver le monde, Buchet-Chastel, 2020, Harper Collins (poche), 2021.

Toutes ces idées qui nous gâchent la vie, J.-C. Lattès, 2019.

Camargue, Crin-Blanc et ses légendes, Nevicata, L'âme des peuples, 2019.

Le Bonheur à cheval (avec Alain Bellanger), Belin, 2017.

Plaidoyer pour nos agriculteurs, Buchet-Chastel, 2017.

Croquer la pomme, l'histoire du fruit qui a perdu le monde et qui le sauvera, J.-C. Lattès, 2016.

Crin-Blanc ou l'invention de la Camargue (avec Florian Colomb de Daunant), Actes Sud, 2016.

L'Afrique est-elle si bien partie ?, Sciences Humaines, 2014. Grand prix du Festival géopolitique de Grenoble.

Un escalier vers le paradis, J.-C. Lattès, 2014.

Géographie amoureuse du maïs, J.-C. Lattès, 2013.

La Planète disneylandisée. Pour un tourisme responsable, Sciences Humaines, 2012.

Géographie amoureuse du monde, J.-C. Lattès, 2011. Prix Jules Verne.

Le Voyage à Timimoun, J.-C. Lattès, 2010.

Le ciel ne va pas nous tomber sur la tête (dir. avec Jean-Robert Pitte), J.-C. Lattès, 2010.

Manuel de guérilla à l'usage des femmes, Grasset, 2009.

Nourrir le monde, vaincre la faim, Larousse, 2009.

Cavalcades et dérobades, J.-C. Lattès, 2008. Prix Pégase.

À qui profite le développement durable ?, Larousse, 2008. Prix Luc Durand-Réville de l'Académie des sciences morales et politiques.

Le Développement durable, PUF, coll. « Que sais-je ? », 2004, 6e éd. 2018.

La Déliaison (avec Ariane Fornia), Denoël, 2005.

L'Afrique, Bréal, 2004. Prix Robert Cornevin (Académie des Sciences d'Outre-mer).

Frontières, Denoël, 2003.

Famines et politique, Presses de Sciences Po, coll. « La Bibliothèque du citoyen », 2002. Prix Sciences Po.

La Faim dans le monde, comprendre pour agir, PUF, 1999. Prix Conrad Malte Brun (Société de Géographie).

Géopolitique de la faim (maître d'œuvre), 2001, 2000, 1999, PUF.

Ceux qui vont mourir de faim, Éd. du Seuil, coll. « L'Histoire immédiate » (1997).

La Coopération Nord-Sud, PUF, coll. « Que sais-je ? », 1997.

Le Sous-Développement, PUF, coll. « Que sais-je ? », 1996.

Le Sud dans la nouvelle économie mondiale, PUF, coll. « Major », 1995.

Le Gaspillage de l'aide publique, Seuil, coll. « L'Histoire immédiate », 1993.

Une tragédie banalisée : la faim dans le monde (avec le concours de l'AICF), Hachette, coll. « Pluriel-Intervention », 1991.

Sahel, Nordeste, Amazonie : politiques d'aménagement en milieux fragiles (maître d'œuvre, avec Nelson Cabral), Unesco-L'Harmattan, 1991.

Tiers Mondes, controverses et réalités (maître d'œuvre), Economica-Liberté Sans Frontières, 1987.

Asie, Afrique : greniers vides, greniers pleins (maître d'œuvre), Economica, coll. « Économie agricole »,1986.

(Les ouvrages collectifs auxquels l'auteur a participé ne sont pas mentionnés ici.)

Composition Nord Compo
Impression CPI Bussière en septembre 2021
Éditions Albin Michel
22, rue Huyghens, 75014 Paris
www.albin-michel.fr
ISBN : 978-2-226-46007-3
N° d'édition : 24398/01 – N° d'impression : 2059956
Dépôt légal : octobre 2021
Imprimé en France